Margot Eisele

Ständig krank, was kann ich tun?

Margot Eisele

Ständig krank, was kann ich tun?

Infektanfälligkeit: Ursache, Diagnose und Therapie in der Naturheilkunde

Rechtlicher Hinweis

Die von mir beschriebenen Maßnahmen und Therapieformen wurden von mir sorgfältig geprüft und entsprechen dem neuesten Wissensstand. Sie bilden eine Übersicht und sind nicht zwingend vollständig.

Ein Teil der von mir beschriebenen Behandlungen sind Verfahren der naturheilkundlichen Erfahrungsmedizin (auch Komplementärmedizin genannt).

Sie gehören nicht zu den allgemein wissenschaftlich anerkannten Methoden im Sinne der Schulmedizin.

Alle von mir getroffenen Aussagen über Eigenschaften, Wirkungen und Indikationen der genannten Verfahren beruhen auf den Erkenntnissen und Erfahrungswerten der Therapeuten der jeweiligen Therapierichtung selbst. Diese werden von der Schulmedizin nicht oder nur teilweise anerkannt.

Ich übernehme keinerlei Verantwortung und Gewähr für die gemachten Angaben und Empfehlungen. Die Durchführung der von mir empfohlenen Möglichkeiten erfolgt auf eigene Gefahr und sollte nur unter Abstimmung mit dem für Sie zuständigen Behandler gemacht werden.

Inhaltsverzeichnis

1 Einleitung

Ich sage meinen Patienten immer: "Ihre Krankheit ist wie ein Haus, das auf Pfeilern steht. Jeder dieser Pfeiler steht für eine Ursache der Krankheit. Die Pfeiler sind beispielsweise die genetische Veranlagung, mangelnde Bewegung, Ernährung, Stress, Umweltbelastungen und vieles anderes mehr.“

Um das Haus zum Einstürzen zu bringen und die Krankheit verschwinden zu lassen, müssen nicht sämtliche Pfeiler zerstört werden. Das ist meistens gar nicht möglich. Es reicht oft aus, einen oder zwei der tragenden Pfeiler zu erwischen, und alles fällt zusammen. In unserem Fall bedeutet das: Die Symptome verschwinden, man ist gesund.

Welcher Pfeiler tragend ist, ist bei jedem Menschen unterschiedlich. Bei dem einen Menschen ist es die Genetik, bei einem anderen der Stress in der Arbeit. Bei einem Dritten der schwere Unfall vor Jahren und beim Vierten eine Belastung mit Giftstoffen. Oft sind es mehrere Dinge gleichzeitig, die Probleme verursachen.

Deswegen greift man in der Naturheilkunde an möglichst vielen infrage kommenden Stellen ein. Ein gesunder Körper hat die Möglichkeit, auf krank machende Reize zu reagieren, und diese zu kompensieren, ohne krank zu werden. Ist ein Mensch jedoch über sein Limit hinaus belastet, führt bereits die kleinste Störung zu einer Krankheit.

Meine Patienten sind oft erstaunt, was der Tagesrhythmus mit ihrer Neurodermitis oder die Bewegung mit der Nierenentzündung zu tun haben soll. Es ist eben nicht die Haut krank oder die Niere, sondern der Körper, der keine Möglichkeit mehr zur Kompensation hat. Verschafft man ihm auf möglichst vielen Ebenen freie Kapazitäten, kann er unveränderliche Dinge wieder besser kompensieren.

Dieses Buch soll eine Hilfe für alle Menschen sein, die von einem Infekt in den anderen rutschen und ständig krank sind. Ich möchte Ihnen gerne die Zusammenhänge in Ihrem Körper erklären und Ihnen Ihre möglichen Pfeiler und deren Therapie aufzeigen.
Im ersten Teil finden Sie allgemeine Hinweise und Verhaltensregeln zu den Themen Hygiene, Ernährung und Umgang mit Stress. Diese Tipps können Sie teilweise auch ohne Rücksprache mit Ihrem Behandler selber anwenden und ausprobieren.

Im zweiten Teil erfahren Sie mehr über darunter liegende Ursachen, welche für Ihre Abwehrschwäche verantwortlich sein können. Weiter beschreibe ich konkrete Diagnosemöglichkeiten und Therapien, die in Frage kommen. Hier sind wir im medizinischen Bereich. Vermuten Sie hier Ihre Probleme, sollten Sie auf keinen Fall selber experimentieren und sich stattdessen an einen Behandler Ihres Vertrauens wenden.

Mit meinem Buch möchte ich Sie dabei unterstützen, Ihren Körper besser zu verstehen um dann mit Ihrem Behandler gemeinsam die für Sie richtige Therapie auszuwählen.

Mein Buch bietet keine Anleitung zur Selbstdiagnose und Eigenbehandlung und ersetzt nicht den Gang zu einem Behandler!

Jeder Mensch ist ein Individuum und reagiert auf ganz persönliche Art auf Reize, Medikamente und andere Therapien. Es gibt Menschen, die werden durch Kaffee müde oder durch Schlafmittel wach. Werden die von mir genannten Möglichkeiten ohne medizinisches Wissen und eingehende Kenntnis des zu behandelnden Menschen angewendet, besteht die Gefahr, den Menschen nicht gesünder sondern kränker zu machen.

Sowohl die Art, wie auch die Dauer und Dosis einer Therapie, muss von Fall zu Fall genau angeschaut und ausgewählt werden.

Daher habe ich bewusst auf die konkrete Nennung von Medikamenten und deren Dosierung verzichtet.

Es ist nicht nötig, sämtliche von mir vorgestellten Therapien zusammen anzuwenden. Dies ist nicht nur für den Geldbeutel sehr belastend, es kann Ihren Körper auch schlichtweg überfordern und Ihre Beschwerden verschlimmern. Welche Therapie für Sie die richtige ist, entscheidet Ihr Behandler mit dem richtigen Anteil an Wissen und Fingerspitzengefühl.

Mein Ziel ist es, Sie mit meinem Buch auf Ihrem Weg zur Gesundheit ein Stück weit zu begleiten und sie auf der Suche nach den Ursachen Ihrer Anfälligkeit zu unterstützen.

Ich wünsche Ihnen von Herzen: gute Besserung!

Margot Eisele
Heilpraktikerin

2 Unser Immunsystem

Ob Husten, Schnupfen, Mandelentzündung, Durchfall oder Blasenentzündung, es gibt Menschen, die sind nie krank und Menschen, die sind es ständig. Die Frage ist: Was ist zu oft und was ist normal? Gibt es eine Definition, wann jemand zu häufig krank und somit infektanfällig ist?

In der Medizin wird von einer Infektanfälligkeit gesprochen, wenn Erwachsene mehr als 4 Infekte im Jahr haben. Da sich das Immunsystem bei Kindern noch in der Lernphase befindet, sind bei Schulkindern 8 Infekte pro Jahr normal, bei Kleinkindern sogar 12!

Das Immunsystem beginnt mit seiner Arbeit ca. 3 Monate nach der Geburt. Die Leukozyten (weißen Blutkörperchen) werden produziert und im Körper zu funktionsfähigen Immunzellen ausgebildet. Voll leistungsfähig ist unser Immunsystem erst im Alter von etwa 20 Jahren. Aber auch im Erwachsenenalter lernt das Immunsystem beständig neu (Man spricht dann von der erlernten Immunität).

Ab dem 30. Lebensjahr sinkt die Leukozytenzahl (weiße Blutkörperchen) und somit die Abwehrleistung wieder. Alte Menschen haben somit zwangsweise ein schlechteres Immunsystem, als junge Erwachsene.

Außerdem altern Menschen ungleich schnell. Das tatsächliche Alter, auch biologisches Alter genannt, muss nicht mit dem äußerlichen Aussehen übereinstimmen. Das biologische Alter bestimmt unter anderem darüber, wie leistungsfähig unser Körper und somit auch die Immunabwehr ist. Sie wird durch unsere Gene, unsere Umwelt und unseren Lebensstil beeinflusst. Das biologische Alter kann zum Beispiel anhand der Länge der Telomere der weißen Blutkörperchen gemessen werden. Telomere sind die Teile der Chromosomen, welche mit dem Alter kürzer werden. Forscher der Carnegie-Mellon-Universität haben festgestellt, dass Menschen mit verkürzten Telomeren zu einem erhöhten Infektrisiko neigen.

Mit steigendem Alter steigt unser Infektrisiko zwangsweise. Hierbei zählt vor allem das biologische (innere) Alter, nicht die Anzahl Lebensjahre, die man auf dem Buckel hat.

Die meisten Krankheiten führen zu einer Immunität, wenn sie einmal durchgemacht wurden. Diese Immunität entsteht durch die Entwicklung von Gedächtniszellen (Memorycells), welche Antikörper gegen diese Krankheit produzieren. Taucht jetzt derselbe Erreger noch einmal auf, sind die Gedächtniszellen bereits im Blut vorhanden und können sofort mit der Antikörperproduktion loslegen. Dadurch entstehen keine Krankheitssymptome mehr, wenn der Erreger zum zweiten Mal in den Körper gelangt. Auf dem selben Prinzip fußen auch die Impfungen gegen die verschiedenen Krankheiten.

Wenn der Körper krank ist und Symptome zeigt, ist das der Kampf des Immunsystems mit den Erregern. Nicht die Erreger selbst führen zu Fieber, Kopfschmerz und so weiter. Die Symptome sind der Versuch des Körpers, die Erreger zu besiegen. Deswegen ist es auch so wichtig, den Körper fiebern zu lassen und das Fieber nicht zu unterdrücken. Nimmt man ihm das Fieber weg, beraubt man den Körper um eines seiner Werkzeuge, um gegen die Eindringlinge anzukämpfen. Ist der Mensch oder das Kind im Fieber zwar krank aber ansprechbar, isst und trinkt genügend und hat keine großen Schmerzen, sollte man dem Körper das Fieber nicht nehmen. Die Krankheit wird dadurch oft schneller ausgeheilt und es entstehen weniger Komplikationen.

Wenn jemand NIE krank ist, muss das nicht unbedingt positiv sein. Es kann auch bedeuten, dass der Körper keine Kraft hat, um auf die Erreger zu reagieren. Er befindet sich in einer Reaktionsstarre. Zu einer Reaktionsstarre kommt es, wenn der Körper so überfordert oder überreizt ist, dass er auf nichts mehr reagieren kann. Dies kann zum Beispiel durch eine Schwermetallbelastung oder eine ungenügende Leistung der Entgiftungsorgane kommen. Eine Folge kann sein, dass sich Krebszellen ungehindert ausbreiten können, ohne dass sie vom Immunsystem erkannt oder sogar bekämpft werden.

3 Wie äußert sich Infektanfälligkeit?

Jeder Körper hat seine eigenen Schwachstellen. In der Medizin werden diese auch Locus minoris resistentiae (Ort des geringsten Widerstandes) genannt. Sie entstehen aus einer Mischung aus genetischen Voraussetzungen und Ihrer Lebensweise. Diese Schwachstellen können sich bei dem einen als wiederholte Mittelohrentzündungen äußern, ein anderer leidet oft an Bronchitis, wieder andere reagieren mit Durchfall oder mit Blasenentzündungen.

Manchmal wechselt die Schwachstelle den Ort. Meistens passiert dies zur Zeit der Pubertät oder bei anderen hormonellen Veränderungen. Oft bleibt sie jedoch ein Leben lang am selben Ort bestehen. Generell gilt: Je mehr Ihr Körper belastet ist, desto häufiger bricht eine Krankheit aus. Im Umkehrschluss bedeutet es jedoch auch: Je mehr Kompensationsmöglichkeiten Ihr Körper hat, desto seltener entstehen Symptome. Das heißt: Sie werden zwar Ihre Schwachstelle nicht los, können aber durch die in diesem Buch beschriebenen Maßnahmen dafür sorgen, dass Sie trotzdem nicht oder nur selten krank werden.

Die drei Hauptgebiete der Infektanfälligkeit

Die meisten Infekte lassen sich in drei Gebiete zusammenfassen:

1. Ist der **Atemtrakt** Ihre Schwachstelle, sind meistens die oberen Atemwege betroffen. Es kommt häufig zu Erkältungen, Mandelentzündungen, Nasennebenhöhlenentzündungen, Mittelohrentzündungen oder sogar zu einer Bronchitis und Lungenentzündung.
2. **Magendarmtrakt:** Ist der Schwachpunkt bei Ihnen im Bauch zu finden, leiden Sie häufig unter Bauchschmerzen, Übelkeit oder Durchfällen.
3. **Urogenitaltrakt:** Hier kommt es zu immer wiederkehrenden Blasenentzündungen, Nierenentzündungen oder Pilzbefall im Genitalbereich. Durch ihre Anatomie (kurze Harnröhre) sind hier meistens Frauen betroffen.

Egal wo Ihre Schwachstelle liegt, klären Sie ab, ob eine anatomische Veränderung vorliegt, welche als Ursache in Betracht kommt. Ob dies eine krumme Nasenscheidewand ist, Polypen, oder eine Verengung der Eustachischen Röhre (Verbindung zwischen Nase und Mittelohr) ist: Solange Sie diese Veränderungen nicht kennen, kann die Therapie nicht korrekt gewählt werden.

4 Gründe für eine Infektanfälligkeit

Eine Infektanfälligkeit liegt in der Regel in einem oder mehreren dieser Gründe:

- Mangelnde Hygiene
- Genetik
- Darmflora ist nicht in Ordnung
- Falsche Ernährung
- Mangel an Mineralien, Vitaminen und Spurenelementen
- Ausscheidungsschwäche von Leber, Niere, Lymphe oder Haut
- Mangel an Bewegung
- Mangel an frischer Luft
- Mangelnde Lebensordnung (z. B. regelmäßig Essen und Schlafen)
- Mangel an Licht
- Störfeld, chronische Entzündungen
- Medikamentenmissbrauch, Drogenmissbrauch, Alkoholismus
- Falscher Umgang mit Stress, An- und Entspannung sind nicht ausgeglichen
- Schlafmangel

5 Hygiene

Generell gilt beim Thema Hygiene: so viel wie nötig, so wenig wie möglich. Die im Lauf der Zeit immer besser werdende Hygiene ist maßgeblich daran beteiligt, wie gesund wir heute im Vergleich zu früher sind. Trotzdem kann man nicht nur durch zu wenig, sondern auch durch zu viele Hygienemaßnamen krank werden. Desinfektionsmittel sollen dazu dienen, krankmachende Keime zu töten, wo sie uns gefährlich werden können. Sie sind nicht dazu da, uns im Alltag zu begleiten. Zuhause ein Desinfektionsmittel für die Hände zu verwenden, macht nur Sinn, wenn man beispielsweise eine akute Erkältung oder Durchfall hat. Ansonsten haben Sagrotan und Co. zuhause nichts verloren. Weiter sollte man die Finger von Waschmitteln mit desinfizierenden Bestandteilen lassen. Vorausgesetzt, man hat keine ansteckenden Krankheiten wie beispielsweise Salmonellen, ist es nicht notwendig, die Wäsche mit einem speziellen Waschmittel zu waschen. Eine normale 60 (bei Krankheit 90)-Grad-Wäsche der Unterhosen und Socken reicht vollkommen aus. Genauso wenig macht es Sinn, Desinfektionsmittel für das Bad oder die Küche zu benutzen. Vor allem im normalen Haushalt, insbesondere wenn dort auch Kinder wohnen, sind sie nicht nötig. Der Körper braucht erstens eine gewisse Menge an Keimen, um das Immunsystem zu trainieren. Das ist gerade für Kinder sehr wichtig! Zweitens entstehen durch das Verwenden solcher Mittel unnötigerweise resistente Keime.

Schützen Sie sich und Ihre Haut

Viel wichtiger ist es hingegen, regelmäßig die Hände mit rückfettenden Tensiden (Seife) zu waschen. Dies sollte man jeweils beim Nachhausekommen, vor dem Essen oder dem Zubereiten des Essens und nach jedem Toilettengang tun.

Außerdem sollten Sie es in der Öffentlichkeit vermeiden, Türgriffe, Treppengeländer und U-Bahnhaltestangen anzufassen. Diese wimmeln nur so von Erregern.

Versuchen Sie, sich nicht ständig ins Gesicht zu fassen. Die Bakterien und Viren brauchen eine Eintrittspforte wie zum Beispiel die Schleimhäute, um den Körper krank zu machen. Fassen Sie sich also möglichst wenig an Nase, Mund und Augen.

Benutzen Sie Taschentücher nur einmal und werfen Sie sie dann weg.

Niesen Sie in die Armbeuge! Wenn Sie in die Hände niesen, geben Sie die Keime 1:1 an den Nächsten weiter, dem Sie die Hände schütteln oder auch nur ein Glas reichen.

Pflege der Haut

Wenn Ihre Haut austrocknet, ist ihre Barrierefunktion gestört. Erreger können dann leichter eindringen. Damit dies nicht passiert, waschen Sie Ihre Haut mit pH-neutralen, rückfettenden Seifen. Pflegen Sie sie mit einer Pflegecreme, am besten, bevor Sie ins Bett gehen. Dies ist vor allem wichtig, wenn Sie eine sensible Haut haben oder bereits Hautkrankheiten vorhanden sind.

6 Infekte im Winter

Im Winter gibt es immer einen Anstieg an Erkältungskrankheiten. Durch die Kälte draußen wird weniger gelüftet, die Konzentration der Erreger in der Luft wird deshalb automatisch höher.

Da es draußen kalt ist, halten sich die Menschen vermehrt drinnen auf. Wenn mehr Leute in einem Raum sind, führt das auch wieder zu einem Anstieg an Erregern in der Luft.

Da die Luft geheizt wird, sinkt durch die höhere Temperatur die relative Luftfeuchtigkeit. Die Schleimhäute trocknen aus und Erreger können sich leichter darauf vermehren.

Die richtige Luftfeuchtigkeit zählt!

Gehen Sie möglichst oft an die frische Luft! Bleiben Sie nicht den ganzen Tag mit vielen Menschen in einem geheizten Raum. Die aufgeheizte Luft hat weniger Luftfeuchtigkeit. Dadurch werden Ihre Schleimhäute ausgetrocknet. Zusätzlich ist die Erregerkonzentration im Winter in Innenräumen erhöht. Erstens, weil mehr Leute sich drinnen aufhalten, zweitens weil weniger oft gelüftet wird.

Damit Schleimhäute Erreger optimal abwehren können, müssen sie feucht sein. Trocknen sie aus, können sich die Erreger leichter ausbreiten und zu Infekten führen.

Die Luft in Innenräumen hat im Winter durch die Heizung oft nur eine relative Luftfeuchtigkeit von 30 %. Die optimale Feuchtigkeit für uns beträgt aber 40-55 %. Die absolute Menge an Wasser bleibt beim Erwärmen der Luft gleich. Da warme Luft aber mehr Feuchtigkeit aufnehmen kann als kalte, sinkt die relative Luftfeuchtigkeit automatisch ab. Somit wird Luft immer trocken, wenn sie erwärmt wird.

Feuchte Tücher oder Wassergefäße

Feuchte Tücher über der Heizung zu verteilen, hilft nur wenig. Einerseits verdunstet das Wasser zu langsam, um die Luftfeuchtigkeit signifikant anzuheben und andererseits sind die Tücher oft voller Keime und verschlimmern dadurch die Luftqualität eher anstatt sie zu verbessern. Darum empfehle ich Ihnen, keine nassen Tücher zu benutzen.

Genauso wenig hilft es, ein Wassergefäß auf oder an der Heizung zu befestigen. Die Wassermenge, welche verdunstet, ist zu gering, um die Feuchtigkeit wirklich zu heben.

Luftbefeuchter

Schaffen Sie sich einen Luftbefeuchter an. Um wirklich ein gutes Raumklima zu haben, benötigt man ein leistungsstarkes Gerät. Außerdem ist es wichtig, besonders auf die Hygiene zu achten. Ansonsten führen die Befeuchter nur dazu, dass Bakterien, Viren und Pilze im Raum verteilt werden! Die Geräte sollten mit UV-Strahlen oder Silberionen sauber gehalten werden. Diese töten die Erreger ab und sorgen dafür, dass wirklich nur Wasser verteilt wird. Regelmäßiges Reinigen ist Pflicht.

Sie müssen die Feuchtigkeit im Zimmer mit einem Hygrometer überprüfen. Ist die Luft zu feucht, entsteht Schimmel! Die Luftfeuchtigkeit um das Gerät ist immer höher als im restlichen Zimmer. Daher sollte der Hygrometer wenn möglich nicht am Luftbefeuchter sondern etwas weiter weg im Raum stehen.

Nasenspülungen

Die Schleimhäute kann man mit Nasenspülungen mit Salz befeuchten. Zum Beispiel mit Emsersalz (erhältlich in der Apotheke, enthält Mineralien), Meersalz oder Kochsalz (nur ohne Jodid!). Für die Spülungen darf kein reines Wasser genommen werden, da es die Zellen verletzt und brennt. Verwenden Sie immer eine isotonische Lösung (0,9 %). Das ist dieselbe Salzkonzentration, welche die Haut und Schleimhaut haben. Eine isotonische Kochsalzlösung können Sie bereits fertig kaufen oder selbst herstellen.

Eine isotonische Lösung können Sie folgendermaßen herstellen: 9g Salz auf 1l Wasser geben und umrühren. Das Salz löst sich besser in lauwarmem Wasser. Rühren Sie so lange um, bis das Salz komplett aufgelöst ist. Verwenden Sie eine Nasendusche aus der Apotheke oder ziehen Sie die Lösung aus einem Glas in die Nase hoch.

Egal ob mit Nasendusche oder der Glasmethode: Sie müssen den Mund weit öffnen, sonst läuft alles über die Speiseröhre in den Magen, was zu Übelkeit führen kann.

Die Salzlösungen befeuchten die Schleimhäute und reinigen sie von Schmutz und Erregern. Dies ist vor allem auch für Heuschnupfenallergiker sehr hilfreich. Sie können Pollen loswerden und die Beschwerden mildern.

Als Alternative gibt es bereits fertige Meersalznasensprays in Drogeriemärkten oder Apotheken zu kaufen. Achten Sie darauf, dass diese keine Konservierungsmittel enthalten, die die Schleimhaut schädigen können und beachten Sie wegen der Erreger auch das Ablaufdatum.

Wärme, Wärme, Wärme

Die Haut und die Schleimhäute sind von vielen kleinen Adern durchzogen. Diese sind für die Durchblutung zuständig. Sind die Adern geöffnet, ist die Haut gut durchblutet. Ziehen sie sich zusammen, ist die Haut nicht oder schlecht durchblutet.

Eine schlecht durchblutete Haut oder Schleimhaut ist auch weniger gut mit Abwehrzellen versorgt. Sie ist somit anfälliger für Erreger.

Die Adern in der Haut lassen sich durch Wärme und Kälte von außen steuern. Kälte sorgt dafür, dass sich die Adern zusammenziehen, Wärme dafür, dass sie sich erweitern. Dies kann man sich in der Therapie zu Nutze machen.

Wohlige Wärme von Innen

Innerlich kann man sich mit warmen Getränken Gutes tun. Tee mit Ingwer wärmt von innen, regt die Verdauung an, fördert die Durchblutung und bringt den Stoffwechsel auf Trab. Für die Zubereitung nehmen Sie eine 2cm lange und frische Ingwerwurzel, schälen Sie sie und schneiden Sie sie in Scheiben. Danach werden die Stücke mit heißem Wasser übergossen und sollen für 5 Minuten ziehen.

In der Apotheke gibt es diverse Kräuterteemischungen zu kaufen, welche speziell gegen Husten, Heiserkeit, Halsweh und ähnliches zusammengestellt werden. Auch diese können Wunder wirken.

Gewürze, die wärmen

Um die Wärme zusätzlich zu fördern, verwenden Sie wärmende Gewürze. Scharfe Gewürze wirken entzündungshemmend, regen die Verdauung an und hindern Bakterien und Viren am Wachstum.

Würzen Sie Ihr Essen und Ihre Getränke mit Zimt. Bitte benutzen Sie nur Ceylon-Zimt aus Indien, nicht Cassia-Zimt, der leberschädigendes Cumarin enthält.

Auch Chili wärmt den Körper, Man kommt sogar ins Schwitzen. Das im Chili enthaltene Capsaicin steigert die Wärmebildung im Körper um bis zu 25 %. Außerdem tötet die Schärfe der Chilischoten Erreger ab. Für Infektanfällige ein netter Nebeneffekt.

Falls Ihnen Chili zu heftig ist, versuchen Sie es mit Pul Biber, einem türkischen Gewürz aus zerstoßenen Paprikaschoten und Öl.

Nicht zu vergessen ist die gute, alte Knoblauchzehe. Sie wirkt nicht nur wärmend, sondern auch antibakteriell und enthält Allicin, welches als Radikalfänger dient.

Warum warme Füße wichtig sind

In der Naturheilkunde sind die Füße reflektorisch mit den Schleimhäuten, insbesondere von Hals und Blase, verbunden. Sind die Füße kalt, werden auch die Schleimhäute des Kopfes und des Unterleibs schlecht durchblutet. Um Infekte zu vermeiden, sollten Sie deshalb immer auf warme Füße achten. Falls Sie kalte Füße haben, tragen Sie dicke Socken und warme Schuhe. Achten Sie darauf, dass Sie genügend Platz darin haben. Enge Schuhe schnüren ein und führen zu einer schlechten Durchblutung, was sich wiederum in kalten Füßen bemerkbar macht.

Verwenden Sie Thermo-Einlegesohlen, möglichst mit Gummibeschichtung, damit die Sohle nicht im Schuh umher rutscht.

Falls Sie mögen, kaufen Sie sich ein Wärmekissen Leinsaat, Hirse, Kirschkernen und legen Sie es bei 80 Grad für 20 Minuten in den Ofen. Alternativ können Sie es kurz in die Mikrowelle legen. Auch Wärmeflaschen oder Handwärmer leisten gute Dienste, um Füße und Hände warm zu halten.

Wie macht man warme Fußbäder?

Falls Sie zu kalten Füßen neigen, sollten Sie aufsteigende Fußbäder probieren. Dazu stellt man die Füße in 35 Grad warmes Wasser, zum Beispiel in einen Eimer oder eine Fußwanne. Lassen Sie über 15 Minuten heißes Wasser zulaufen, bis es 40/42 Grad erreicht hat. Lassen Sie Ihre Füße weitere 5 Minuten im Wasser. Danach trocknen Sie Ihre Füße gut ab. Am besten machen Sie das heiße Fußbad abends und gehen danach ins Bett.

Ergänzen können Sie das Wasser mit durchblutungsfördernden oder entspannenden Badezusätzen. Zum Beispiel mit Lavendel, Rosmarin und Fichtennadel. Fertige Mischungen zur Förderung der Durchblutung oder Entspannung gibt es in Drogeriemärkten und Apotheken zu kaufen.

Aufsteigende Fußbäder eignen sich auch hervorragend bei beginnenden Erkältungen und leichtem Fieber, dann aber nur bei kalten Füßen.

7 Infekte im Sommer

Nicht nur in der kalten Jahreszeit kommt es zu Infekten, auch im Sommer kann es Sie erwischen. Sind im Winter vor allem die schlechte Luft, die niedrige Luftfeuchtigkeit und die Kälte für die Infekte zuständig, hat dies im Sommer teilweise andere Gründe. Durch Klimaanlagen und Zugluft haben wir auch in der warmen Jahreszeit mit zu trockener oder zu kühler Luft zu tun. Zusätzlich reizen Pollen und Ozon die Schleimhäute und machen Sie anfälliger für Erreger.

Kälte und was sie bewirkt

Generell ist der Zusammenhang zwischen Erkältung und Unterkühlung durch Studien nie eindeutig geklärt worden. Es gibt Untersuchungen, die zeigen, dass unterkühlte Areale deutlich weniger gegen Erreger ausrichten können. Kälte führt dazu, dass Gefäße sich verengen. Dadurch sinkt die Durchblutung, weniger Sauerstoff kommt zum Gewebe und Abfallstoffe werden nicht mehr genügend abtransportiert. Außerdem sind durch die verminderte Durchblutung weniger Abwehrzellen vor Ort. Leukozyten (weiße Blutkörperchen), Makrophagen (Fresszellen) und natürliche Killerzellen können ihre Arbeit nicht optimal ausüben.

Genauso gibt es aber auch Studien, die zeigen, dass Menschen, die eine Weile in der Kälte und Nässe stehen mussten, danach nicht öfter erkältet sind als andere.

Hier bestätigt sich wieder, was überall im Körper gilt: Jeder reagiert anders! Es gibt Leute, die auf Kälte mit einem Infekt reagieren, und andere, denen die Kälte schlichtweg nichts ausmacht. Zählen Sie zu den empfindlichen Leuten, sollten Sie darauf achten und Kälte oder Zugluft meiden. Wenn nicht: Freuen Sie sich!

Klimaanlagen: Fluch und Segen

Wie Sie bereits gehört haben, ist für eine gute Abwehr eine intakte Schleimhaut wichtig. Wird diese durch Schmutz, Kälte oder Trockenheit in ihrer Funktion gestört, können sich Erreger darauf ausbreiten und zu Infekten führen. Haut und Schleimhäute sind die Haupteintrittspforten für Erreger. Sorgen Sie also nicht nur für eine gute Hygiene, sondern auch für einen guten Zustand Ihrer Haut und Schleimhäute!

Klimaanlagen kühlen die Luft nicht nur herunter, sie trocknen sie auch zusätzlich aus. Sonst käme es durch die Abkühlung zu Wasseransammlungen und Schimmelbildung im Zimmer oder Auto. In den Klimaanlagen kommt es durch die Trocknung der Luft zur Kondensation von Wasser. Sie werden selbst feucht. Wenn sie nicht regelmäßig und korrekt gewartet werden, ist die Luft voller Keime. Wir atmen deshalb oft nicht nur zu kalte, sondern auch zu trockene und verseuchte Luft ein. Ein Fest für alle Bakterien und Viren!

Als Faustregel gilt: Die Innentemperatur soll höchstens 5 Grad kühler sein als die Außentemperatur. Zu starke Temperaturunterschiede belasten Ihren Körper und somit auch Ihre Abwehr.

Die trockene Luft trocknet Ihre Schleimhäute aus, die Kälte führt zu einer schlechten Durchblutung. Ihre Abwehr wird dadurch lokal geschwächt, Erreger können sich leichter ausbreiten.

Zugluft und warum Sie sie meiden sollten

Auch Zugluft ist schlecht für den Körper. Durch die vorbeiströmende Luft kühlt sich der betroffene Körperteil zu stark ab. Die kühle Luft führt zu einer Engstellung der Gefäße und der Körperteil wird weniger durchblutet. Dadurch wird die Abwehrkraft vor Ort zurückgefahren und die Erreger können sich leichter festsetzen und verbreiten.

Ein leichter Schal schützt vor Zugluft durch Fenster, Türen oder Klimaanlagen, ohne Sie zu sehr zu erwärmen.

Dies gilt natürlich auch für Autofahrten. Egal ob mit Klimaanlage, offenem Fenster oder offenem Verdeck beim Cabrio: Wenn Sie anfällig auf Zugluft reagieren, halten Sie in Ihrer Handtasche ein leichtes Tuch oder einen Schal für alle Fälle bereit.

Das kühle Nass

So verlockend es auch ist, baden Sie nicht zu lange im kalten Wasser. Da Wasser Wärme besser leitet als Luft, kühlt der Körper im Wasser deutlich schneller ab. Nach dem Bad sollten Sie sich gut abtrocknen. Am besten wechseln Sie auch die nassen Kleider und wärmen sich gut auf. Vor allem für Frauen, die zu Nieren- und Blasenentzündungen neigen, ist dies sehr wichtig.

Wenn es heiß ist und Sie schwitzen

Auch Schweiß kann den Körper übermäßig auskühlen. Der Schweiß, der auf der Haut entsteht, verdunstet. Dadurch wird die Haut abgekühlt. Schwitzen ist sozusagen die Kühlanlage des Körpers. Mit Schweiß bedeckte Körperstellen sind bis zu 10 Grad kühler als die restlichen Hautareale. Wenn Sie also Sport gemacht haben oder durch Ihre Arbeit schwitzen, sollten Sie sich danach gut abtrocknen und gegebenenfalls sogar die Kleidung wechseln. Am besten tragen Sie gleich Funktionskleidung. Diese transportiert Feuchtigkeit von der Haut weg auf die äußere Seite des Stoffes, wo sie verdunsten kann. Dadurch ist die Haut selber nicht nass und kühlt nicht aus. Im Gegensatz dazu klebt Baumwolle, die nass geschwitzt wurde, regelrecht am Körper und trocknet auch entsprechend langsamer. Ist die Luftfeuchtigkeit draußen hoch, funktioniert das Verdunsten insgesamt schlechter und die Gefahr durch das Auskühlen wird deutlich höher.

8 Vitamine, Mineralien und Spurenelemente

Unser Körper benötigt Vitamine, Mineralien und Spurenelemente um zu funktionieren, kann diese aber nicht selber herstellen. Sie müssen daher zwingend mit unserer Ernährung aufgenommen werden. Ist die Ernährung nicht ausgewogen oder besteht eine mangelnde Aufnahme über die Darmschleimhaut, kommt es zu diversen gesundheitlichen Problemen. Insbesondere bei Veganern und Vegetariern kann es schnell zu Mangelzuständen kommen.

Es gibt Vitamine und Mineralien, die im Körper gespeichert werden können. Diese können erst nach jahrelanger zu geringer Aufnahme zu Mangelerscheinungen führen. Andere Elemente können im Körper nicht gespeichert werden. Sie führen bei Mangel mehr oder weniger unmittelbar zu gesundheitlichen Problemen.

Zuführen von Vitaminen und Mineralien

Sofern Sie gesund sind, spricht nichts gegen eine gelegentliche eigenständige Einnahme von Vitaminen, Mineralien und Spurenelementen. Die Betonung liegt hierbei auf gelegentlich. Eine hohe Dosierung oder länger andauernde Einnahme ohne Kontrolle durch Ihren Behandler ist jedoch gefährlich und kann kontraproduktiv sein.

Bei vielen Vitaminen und Mineralien gilt: Die natürliche Form, die in der Nahrung vorkommt, wird leichter vom Körper aufgenommen als das künstliche Äquivalent. Versuchen Sie also in erster Linie, Ihre Ernährung umzustellen und supplementieren Sie nur, wenn Sie Ihren Bedarf mit der Ernährung nicht decken können.

Wenden Sie die Vitamine, Mineralien und Spurenelemente kurmäßig für 1 - 2 Monate an. Eine Dauereinnahme ist nur in seltenen Fällen gerechtfertigt und schadet dem Körper oft mehr, als es ihm nützt! Handeln Sie deswegen nicht in Eigenregie und lassen Sie sich eingehend beraten.

Tabletten, Spritzen und Infusionen: Wann mache ich was?

Falls Sie aus bestimmten Gründen über die Nahrung oder Nahrungsergänzungsmittel nicht genügend Vitamine und Mineralien zu sich nehmen können, beispielsweise wegen Morbus Crohn, besteht die Möglichkeit, dies in Form von Spritzen oder Infusionen zu tun. Die Vorteile einer parenteralen, das heißt nicht über den Darm gehenden Verabreichung sind: schnelle Verfügbarkeit, kein Verlust über den Darm, keine Magen-Darm-Beschwerden, großer Mangel kann schnell und komplikationslos behoben werden.

Ist der Mangel sehr ausgeprägt oder sind Sie zum Beispiel altersbedingt besonders geschwächt, ist eine Spritzen- oder Infusionsbehandlung oft schneller und einfacher.

Vitaminhaushalt und das Immunsystem

Vitamine sind Stoffe, die für den Körper lebenswichtig sind, die er aber nicht selber herstellen kann. Sie haben eine überaus wichtige Funktion in unserem Immunsystem. Es gibt die fettlöslichen Vitamine E, D, K und A (EDEKA) und wasserlösliche Vitamine. Fettlösliche Vitamine brauchen Fett, um aus der Nahrung aufgenommen werden zu können. Diese Vitamine können auch im Körper gespeichert werden. Dadurch ist eine Überdosierung mit den daraus folgenden Vergiftungserscheinungen wie Kopfschmerzen, Übelkeit, Schwindel Hautschäden und so weiter möglich. Wasserlösliche Vitamine B1-B12 und Vitamin C können im Körper nicht gespeichert werden (Ausnahme Vitamin B12). Nimmt man zu viele davon ein, scheidet sie die Niere wieder aus.

Für das Immunsystem sind die Vitamine E, A, C, B12 und D relevant.

Vitamin C

Vitamin C zählt zu den wasserlöslichen Vitaminen und ist das Vitamin für die Immunabwehr schlechthin. Vitamin C wirkt nicht nur als Radikalfänger, es stärkt auch das Bindegewebe und schützt vor Infektionen. Vitamin C wird laut DGE (Deutsche Gesellschaft für Ernährung) mit 100mg pro Tag genügend aufgenommen. Bei erhöhtem Bedarf (Entzündungen, Raucher, Krebs, Schwangerschaft etc.) kann jedoch auch deutlich höher dosiert werden. Um die Verträglichkeit zu verbessern, wird bei einer hochdosierten Vitamin C Therapie jedoch meist eine Infusion gemacht. Da Vitamin C bei zu hoher Aufnahme über die Niere ausgeschwemmt wird, empfehle ich Ihnen sogenannte Retard-Kapseln. Diese werden erst nach und nach im Darm aufgelöst und die Aufnahme findet somit zeitverzögert statt.

Vitamin B12

Vitamin B12 spielt bei der Blutbildung eine sehr große Rolle. Es wird benötigt, um rote Blutkörperchen zu bauen. Die roten Blutkörperchen (Erythrozyten) sind wiederum für den Sauerstofftransport verantwortlich. Ohne Sauerstoff kann der Körper nicht arbeiten, auch die Immunabwehr leidet darunter. Die Tagesdosis an Vitamin B12 liegt bei 3 Mikrogramm und wird bei einer normalen und ausgewogenen Ernährung in der Regel abgedeckt. Gerade bei Vegetariern und Veganern entsteht jedoch häufig ein Vitamin B12-Mangel. Wenn dieser durch die Ernährung nicht ausgeglichen werden kann, rate ich Ihnen zu einer Vitamin B12-Spritzenkur. Dabei wird meist 1 - 2 mal pro Woche Vitamin B12 zusammen mit Vitamin B9 (Folsäure) in den Muskel injiziert. So können Sie Mangelzustände schnell ausgleichen. Da Vitamin B12 in der Leber gespeichert werden kann, kann man dies auch vorbeugend tun.

Vitamin E

Vitamin E ist ein sogenannter Radikalfänger. Es dient der Zellerneuerung und hemmt entzündliche Prozesse. Vitamin E stärkt zusätzlich das Immunsystem und sorgt für eine gute Infektabwehr. Vitamin E wird in der Regel über pflanzliche Öle aufgenommen. Der Tagesbedarf an Vitamin E bei einem Nichtraucher beträgt laut der Deutschen Gesellschaft für Ernährung DGE 10 - 15 mg.

Vitamin A

Vitamin A ist auch ein Radikalfänger. Seine Vorstufe, das Betacarotin, ist bereits in vielen Pflanzen vorhanden. Die Tagesdosis an Vitamin A laut DGE beträgt 0,8 – 1 mg. Vitamin A kann durch seine Fettlöslichkeit überdosiert werden. Da es in der Diskussion steht, bei Überdosierung Lungenkrebs zu begünstigen, sollte man vorsichtig mit einer zusätzlichen Einnahme umgehen.

Vitamin D

Vitamin D ist eigentlich ein Hormon und kein Vitamin. Es wird unter dem Einfluss von UV-Licht in der Haut gebildet. In unseren Breitengraden gilt: 15 Minuten Sonnenlicht zwischen 10 und 14 Uhr auf einer Fläche von Gesicht und Armen reicht dabei aus, um den Tagesbedarf an Vitamin D zu decken. Je nach Breitengrad und Hautfarbe entstehen dabei 5000 – 10 000 IE (Internationale Einheit) Vitamin D. Nur im Winter ist die Sonnenstrahlung dafür zu schwach. Der Körper kann in dieser Zeit gar kein Vitamin D produzieren und nimmt das Vitamin D aus den Speichern. Sind diese leer, muss Vitamin D eingenommen werden, Als Faustregel für das Sonnenbaden gilt: Die Hälfte der individuellen Erythemdosis, also der Zeitspanne, nach der sich die Haut nach Sonneneinwirkung rötet, reicht für die tägliche Vitamin D-Produktion aus.

Vitamin D reguliert das Immunsystem und dämmt überschießende Reaktionen. Der Körper reagiert dann beispielsweise weniger stark bei Allergien oder Heuschnupfen. Aktuell wird von der DGE (Deutsche Gesellschaft für Ernährung) eine Tagesdosierung von 20 Mikrogramm empfohlen. Das entspricht 800 IE. Von verschiedenen Experten wird

die Dosierung sogar mit 45-100 Mikrogramm pro Tag angegeben, das entspricht 1800 bis 4000 IE. Mit der üblichen Ernährung werden jedoch nur 2-4 Mikrogramm aufgenommen, was lediglich 80-160 IE entspricht und ist somit viel zu wenig ist.
Vor allem in Wintermonaten, wenn die Sonnenstrahlung zu flach einfällt, um die Vitamin D-Produktion zu garantieren, ist eine Einnahme daher ratsam.

Vitamin D braucht für die optimale Funktion Vitamin K. Dieses wird im Dickdarm durch Bakterien produziert. Die Bakterienflora im Dickdarm ist häufig gestört, was auch zu einer mangelnden Vitamin K Bildung führt. Wenn Vitamin D eingenommen wird ohne dass genügend Vitamin K vorhanden ist, kann es zu gesundheitlichen Problemen kommen. Dabei spielt vor allem das erhöhte Calcium im Blut und die daraus folgenden Ablagerungen eine Rolle. Dieses Problem gilt besonders für die Hochdosistherapie. Daher ist bei einer längeren und oder hochdosierten Vitamin D Einnahme ein Vitamin K2 Präparat anzuraten.

Dasselbe gilt für Magnesium. Dieses wird im Körper für die Umwandlung von Vitamin D zur biologisch wirksamen Form benötigt. Ist Magnesium nicht oder nur ungenügend vorhanden, bleibt es wirkungslos. Außerdem kann eine hochdosierte Einnahme von Vitamin D durch einen erhöhten Verbrauch an Magnesium zu einem Mangel führen. Daher ist insbesondere bei einer hochdosierten Anfangstherapie Magnesium wichtig.

Um die richtige Dosierung für Sie zu finden, lassen Sie Ihren Vitamin D Spiegel im Blut messen und lassen Sie Ihren Behandler daraus die nötigen Einheiten berechnen.

Vitamin D-Mangel und die Sonnencreme

In unseren Breitengraden leiden 80 % der Menschen unter einem Vitamin D-Mangel. Dieser entsteht durch verschiedene Faktoren: falsche Ernährung, sich zu viel drinnen aufhalten beziehungsweise sich zu selten draußen aufhalten und dem falschen Umgang mit Sonnencreme.

Der Schutz vor zu vielen UV-Strahlen ist immens wichtig, um sich vor Hautkrebs zu schützen. UV-Licht ist jedoch nicht nur schädlich, sondern es wird auch dringend benötigt, damit der Körper genügend Vitamin D produzieren kann. Wird nun ständig Sonnencreme aufgetragen, auch wenn sie nicht nötig ist, wird der Körper zwar vor Hautkrebs geschützt, kommt dafür aber in einen Vitamin-D-Mangel.

Sonnencreme schützt entweder physikalisch oder chemisch. Die physikalische Sonnencreme enthält kleine Partikel, welche wie ein Spiegel funktionieren und das UV-Licht reflektieren. Dadurch kann es die Haut nicht schädigen. Physikalische Sonnencreme hinterlässt immer einen weißen Schimmer auf der Haut. Chemische Sonnencreme verändert hingegen die Haut selber und macht so die Haut widerstandsfähiger gegen UV-Strahlung. Da chemische Sonnencremes häufig Nanopartikel enthalten und bis dato nicht geklärt ist, ob diese Partikel über die Haut in den Körper gelangen können und dort zu Schäden führen, rate ich Ihnen, die physikalischen Cremes zu bevorzugen.

Für die Anwendung von Sonnencreme gilt: So oft wie nötig, so wenig wie möglich! Der beste Schutz vor zu viel Sonnenlicht ist immer noch lange Kleidung, ein Hut und der Aufenthalt im Schatten.

Mineralien & Spurenelemente: ihre Rolle im Körper

Der Körper benötigt nicht nur Vitamine für die Immunabwehr, auch Mineralien und Spurenelemente sind elementar für seine Funktion. Da diese sich jeweils gegenseitig in der Aufnahme beeinträchtigen und behindern können, gilt es ein paar Regeln zu beachten. Außerdem kann man durch unbegründete Einnahme an gewissen Spurenelementen eine Überdosierung verursachen, welche gravierende Folgen haben kann. Nehmen Sie also nie eigenmächtig über längere Zeit Mineralienpräparate zu sich, sondern lassen Sie sich von Ihrem Behandler beraten und überprüfen Sie den Gehalt gegebenenfalls im Blut.

Zink

Zink ist immens wichtig für das Immunsystem. Es schwächt überschießende Reaktionen ab und unterstützt die Immunabwehr in seiner Funktion. Viele Hormone benötigen Zink für ihre Funktion. Die empfohlene Tagesdosis für Zink liegt bei 15 mg. Forscher der Cochrane Collaboration haben 16 Studien ausgewertet und sind zu dem Urteil gekommen, dass Zink sowohl die Infektdauer als auch die Infektheftigkeit deutlich verkürzt. Diese Wirkung tritt jedoch erst ab einer Tagesdosis von über 75 mg Zink auf. Mit der Einnahme sollte man möglichst innerhalb der ersten 24 Stunden nach Symptombeginn anfangen. Behalten Sie die Dosierung bei, bis Beschwerden abgeklungen sind. Danach das Zink bitte wieder absetzen oder allenfalls auf die Tagesdosis zurück gehen. Zink kann den Magen reizen und dadurch zu Übelkeit führen. Sensible Personen sollten deswegen die Einnahme von 80 mg Zink zu den Mahlzeiten bevorzugen und die Dosis über den Tag verteilen. Ab einer Dosis von 200 mg kommt es immer zu Übelkeit.

Eisen

Eisen wird in die roten Blutkörperchen in Form von Hämoglobin eingebaut, und ist essenziell für den Sauerstofftransport. Eisenmangel bedeutet deswegen automatisch Sauerstoffmangel im Körper und damit auch eine erhöhte Infektanfälligkeit.

Eisen wird im Körper als Ferritin (Speichereisen) gespeichert. Dieses wird bei Bedarf weiter zu Hämoglobin umgewandelt. Es ist möglich, an einem Eisenmangel zu leiden (Ferritin liegt unter 20ng/ml), obwohl das Hämoglobin noch im Normalbereich (12-16g/dl) liegt. Insbesondere auch das Transferrin (Transporteisen, Normwert zwischen 200 und 400mg/dl) ist im Blutbild zu überprüfen, um eventuelle Störungen im Eisenstoffwechsel zu entdecken.

Da Eisen über die Nahrung relativ schlecht aufgenommen wird und bei jedem Blutverlust verloren geht, leiden vor allem Frauen vor der Menopause häufig an einem Eisenmangel. Für die Eisenresorption, das heißt die Eisenaufnahme im Darm, wird Vitamin C benötigt. Milchprodukte, Kaffee und schwarzer Tee hemmen die Aufnahme und sollten bei Eisenmangel gemieden oder abseits der Mahlzeiten getrunken werden. Besonders eisenreich sind Blutwurst, Leber, Vollkornprodukte und Hülsenfrüchte. Eisenpräparate führen häufig zu Übelkeit und zu Verstopfung. Alternativ ist es möglich, Eisen intravenös zu spritzen oder als Infusion zu verabreichen. Damit kann ein Eisenmangel schnell und bei korrekter Anwendung auch relativ sicher behoben werden.

Der Tagesbedarf von Eisen liegt für Frauen bei 15 mg, für Männer bei 10 mg. Bei einer Überdosierung mit Eisen kann es zu Ablagerungen im Körper, mitunter im Gehirn kommen. Eine Eisensubstitution sollte daher nur bei einem manifesten Mangel stattfinden.

Ein Eisenmangel sollte immer abgeklärt werden. Ursachen dafür können versteckte Blutungen zum Beispiel durch Darmtumore oder Blasenkrebs, eine Hypermenorrhoe, das bedeutet eine verstärkte Monatsblutung oder auch chronische Entzündungen sein.

Selen

Selen ist ein weiteres Spurenelement, das eine elementare Rolle im Abwehrgeschehen spielt. Die von der DGE empfohlene Tagesdosis beträgt 1,5 Mikrogramm/kg. Die Spannbreite zwischen einer Unterversorgung mit Mangelsymptomen und einer Überdosierung mit Vergiftungserscheinungen ist sehr gering. Gerade bei Krebs, Diabetes und Schilddrüsenerkrankungen spielt Selen eine wichtige Rolle. Aufgrund seiner Giftigkeit muss Selenmangel vor einer zusätzlichen Einnahme unbedingt im Blut nachgewiesen und dann behoben respektive kontrolliert werden.

9 Die richtige Ernährung: warum sie so wichtig ist

Ernährungsempfehlungen gibt es so viele wie Menschen auf der Erde. Ob Rohkost, Paleo, Vegan, Low-Carb, Low-Fat, Glyx-Index oder Atkins, die meisten haben sinnvolle Ansätze und können Menschen helfen. Langfristig halte ich für den Körper jedoch nur eine Säure-Basen-Ernährung sinnvoll.

In unserem Körper entstehen durch Stoffwechselvorgänge laufend Säuren. Diese müssen im Körper wieder neutralisiert und ausgeschieden werden. Ist das Verhältnis zwischen Säure- und Basenanteil gestört, kommt es zu einer Übersäuerung (medizinisch Azidose). Ein erhöhter Basenanteil im Körper ist sehr selten.

Unser Körper hat für jedes Gewebe einen optimalen Säuregehalt (pH-Wert), bei dem der Stoffwechsel am besten funktioniert. Zum Beispiel im Magen liegt der pH-Wert bei 1,2 - 3, im Darm bei 8 und im arteriellen Blut zwischen 7,35 - 7,45. Verschiebt sich der Blut-pH-Wert nur leicht nach oben oder unten, ist dies bereits lebensgefährlich. Dementsprechend tut der Körper alles dafür, damit dies nicht passiert. In der Medizin spricht man erst von einer Azidose, wenn der Blut-pH-Wert unter 7,35 fällt. Übersäuerungen im Gewebe sind schwer messbar und auch nicht lebensgefährlich.

Was ist der pH-Wert?

Mit dem pH-Wert wird der Anteil der freien Säuren (H^+-Ionen) gemessen. Von 0 – 6,9 ist der pH-Wert sauer, von 7,1 - 14 basisch. Ein ph-Wert von 7 ist neutral.

Um den pH-Wert zu regeln, benötigt der Körper Basen, auch Puffersubstanzen genannt. Diese sind hauptsächlich Kalium, Kalzium und Magnesium in ihren Verbindungen wie Citrate, Carbonate und Phosphate.

Für die Säure gibt es auf der Zunge spezielle Rezeptoren. Für Basen jedoch nicht. Das bedeutet, ein Lebensmittel, das sauer schmeckt, kann trotzdem mehr Basen als Säuren enthalten und im Körper basisch wirken. Als klassisches Beispiel dafür gilt die Zitrone. Sie schmeckt im Mund zwar sehr sauer, enthält jedoch noch mehr Basen. Wenn die Zitrone im Darm verstoffwechselt wird, entstehen Wasser, Kohlendioxid und noch mehr freie Citrate (Basen). Diese können dann wiederum weitere freie H+-Ionen aufnehmen und verschieben somit den pH-Wert ins Basische.

Wie wird der pH-Wert konstant gehalten?

Da der richtige pH-Wert in unserem Körper lebensentscheidend ist, besitzt der Körper ein ausgeklügeltes System, um ihn konstant zu halten. Entstehen zu viele Säuren im Körper, wird das Puffersystem aktiv. Puffersubstanzen werden aus Muskeln und Knochen freigesetzt, um die vorhandenen Säuren wieder zu neutralisieren. Dadurch wird zwar der Blut pH-Wert konstant gehalten, Knochen, Muskeln und Bindegewebe werden jedoch in Mitleidenschaft gezogen.

Wenn das Bindegewebe übersäuert ist, findet der Stoffwechsel nicht mehr unter optimalen Bedingungen statt. Es entstehen Stoffwechselprodukte, die eigentlich nicht entstehen sollten. Zudem funktionieren sowohl die Versorgung der Zellen mit Nährstoffen und Sauerstoff wie auch das Entsorgen der Stoffwechselprodukte nur ungenügend. Es ist wie beim Stau auf der Straße: Sowohl der LKW mit dem Essen als auch die Müllabfuhr kommen nicht mehr zum Ziel.

Wie stellen Sie eine Übersäuerung fest?

Da die Niere für die Ausscheidung von Säuren zuständig ist, wird der pH-Wert im Urin gemessen. Dieser ist bei der Einzelmessung jedoch nur bedingt aussagekräftig.

Beim normalen Profil ist der pH-Wert im Urin tageszeitabhängig. Da die Niere über Nacht die maximal mögliche Menge an überschüssiger Säure ausscheidet, ist der optimale Wert morgens früh sauer (zwischen 5 und 7) und wird im Verlauf des Tages immer basischer. Abends liegt er bei 7 - 8, tagsüber sollte er nach jeder Mahlzeit leicht ins Saure gehen (6 - 7). Werden im Verlauf des Tages diese Werte gemessen, kann man mit relativ großer Wahrscheinlichkeit davon ausgehen, dass man nicht übersäuert ist.

Ein saurer Urin am Morgen ist somit kein Zeichen der Übersäuerung, sondern der gesunden Nierenfunktion.

Beim übersäuerten Profil kann der Körper die anfallende Säure nicht mehr genügend abpuffern. Es kommt es zu einem Überschuss an Säuren. Diese können über Nacht nicht mehr alle ausgeschieden werden. Der Körper versucht, die Säure auch tagsüber auszuscheiden. Dadurch kommt es zu einer sauren Messung, egal zu welcher Tageszeit. Es ist damit zu rechnen, dass Säureablagerungen im Gewebe vorhanden sind.

Bei einem übersäuerten Profil mit Organblockade dauert die Übersäuerung bereits so lange an, dass Leber und Niere in ihrer Ausscheidungsfunktion erschöpft sind. Es kann zu einer Organblockade kommen. Die Niere ist dann so stark eingeschränkt, dass sie in der Nacht die überschüssige Säure nicht ausscheiden kann. Es kommt zu einem basischen Morgenurin. Anfangs kann die Niere dies tagsüber noch etwas kompensieren, die Urinwerte sind im weiteren Tagesverlauf immer sauer. Mit der Zeit, schafft es die Niere aber auch nicht mehr, tagsüber

Säure auszuscheiden. Der Urin ist nun immer basisch, egal um welche Tageszeit.

Die Säure, welche nicht mehr ausgeschieden werden kann, wird nun im Gewebe eingelagert. Dauert dieser Zustand Monate oder sogar Jahre an, werden alle Gewebe und Organe mit sauren Stoffwechselabfällen belastet und was dort zu entsprechenden Problemen führt.

Wie können Sie Ihren Körper entsäuern?

Um den Körper zu entsäuern, gibt es verschiedene Möglichkeiten.

An oberster Stelle steht hierbei die richtige Ernährung! Zusätzlich kann man mit Bädern, Infusionen, Spritzen und natürlich auch Medikamenten dem Körper unter die Arme greifen. Wie das genau funktioniert, erfahren Sie in diesem Kapitel.

Säure-Basen-Ernährung

Um Ihnen bei der Ernährungsumstellung zu helfen, besorgen Sie sich ein gutes Kochbuch (z. B. Säure-Basen-Kochbuch von GU, das enthält auch einen kurzen Theorieteil zur Erklärung).

Kochen Sie nicht streng nach dem Buch, es soll Ihnen vor allem den Umgang und die Möglichkeiten mit sauren und basischen Lebensmitteln zeigen.

Es ist nicht nötig, sämtliche sauren Nahrungsmittel vom Speiseplan zu streichen. Gleichen Sie diese stattdessen einfach mit genügend basischen Lebensmitteln aus.

Das heißt, wenn Sie genügend basische Lebensmittel zu sich nehmen, können Sie auch Säurebildner essen, ohne dass Sie den Körper übersäuern!

Nehmen wir als Beispiel einen Schweinebraten. Essen Sie den mit Semmelknödel und Soße, haben Sie ein durch und durch saures Essen vor sich. Essen Sie jedoch stattdessen Kartoffelknödel und Blaukraut dazu, werden die Säuren ausgeglichen und die Mahlzeit ist säureneutral. Ergänzen Sie also alle Mahlzeiten durch basische Nahrungsmittel. Vor allem Gemüse, Früchte und Kartoffeln zählen dazu.

Erstellen Sie eine Liste mit basenreichen Lebensmitteln. Schreiben Sie Ihre Lieblinge auf Kreditkartengröße und stecken Sie die Liste in den Geldbeutel. So haben Sie sie beim Einkaufen immer dabei.

Auf Wunsch kann ich Ihnen auch eine Nahrungsliste zukommen lassen, schreiben Sie mich einfach an unter info@naturheilpraxis-margot-eisele.de

Obst und Gemüse und Ihre Rolle als Basenlieferanten

Damit Ihr Körper nicht an die körpereigenen Basendepots geht, müssen Sie Ihre Ernährung mit genügend basischen Teilen ergänzen. Der Hauptlieferant dafür sind Obst und Gemüse.

Diese enthalten Mineralstoffe, Vitamine, sekundäre Pflanzenstoffe, welche basisch wirken und gegen Krebs, Diabetes, Herz-Kreislauf-Krankheiten und allerlei sonstige Beschwerden helfen. Gemüse und Früchte sollten möglichst kurz bei richtiger Temperatur gelagert und nur schonend, möglichst kurz gekocht und gedünstet werden. Versuchen Sie sich mit Rohkost. Falls Sie nicht zu Blähungen neigen, ist Rohkost eine ideale Ergänzung zu Ihren sonstigen Mahlzeiten.

Die Regel für Obst und Gemüse besagt: 5 mal täglich eine handgroße Portion. Dies können Sie leicht mit etwas Gemüse und Obst zu jeder Mahlzeit erreichen.

Basen einnehmen

Ist Ihnen eine Säure-Basen-Ernährung nicht möglich oder haben Sie noch alte Säurelasten, die beseitigt werden müssen, können Sie folgendes tun.

Natürlich können Sie basische Mittel einnehmen. Die Basen sollen auf keinen Fall mit der Magensäure reagieren. Wird der pH-Wert der Magensäure erhöht, werden weniger Erreger abgetötet und die Nahrung wird nicht genügend vorverdaut. Dadurch entstehen diverse Darmprobleme. Zusätzlich stehen die so verbrauchten Basen nicht dem Körper zur Verfügung, wo wir sie ja eigentlich wollen. Deswegen sollte man Basen als Citrate zu sich nehmen oder in Form von magensaftresistenten Kapseln. Diese passieren den Magen unverändert und entfalten ihre Wirkung erst im Darm.

Um das für Sie richtige Mittel zu finden, wenden Sie sich bitte an Ihren Behandler oder Apotheker.

Babyhaut durch Basenbäder

Als zweite Möglichkeit gibt es Basenbäder in der Apotheke zu kaufen. Das Basenbad entsäuert und entgiftet die Haut. Da die Haut das größte Ausscheidungsorgan im Körper ist, entlastet ein Basenbad den ganzen Organismus. Das Schönste daran ist: Nach einem Basenbad ist Ihre Haut streichelzart.

Das Badewasser sollte zwischen 38 und 40 Grad betragen. Da die Entsäuerung über die Haut erst nach 30 Minuten einsetzt, sollte ein Basenbad 30-40 Minuten dauern. Bei Herz- und Kreislaufbeschwerden sind sie kontraindiziert und sollten nicht angewendet werden!

Schnelle Hilfe bei Beschwerden: Baseninfusionen

Die dritte Möglichkeit besteht in einer basischen Infusion, meist mit Natriumhydrogenbicarbonat in einer Kochsalzlösung. Gerade bei entsprechenden akuten Beschwerden wirken Baseninfusionen äußerst schnell und zuverlässig.

Gerade wenn der Körper durch die starke Übersäuerung unter akuten Schmerzen wie Rheuma oder ähnlichem leidet, sind Baseninfusionen ein Segen.

Worauf Sie beim Essen achten sollten

Essen ist toll! Genießen Sie es! Essen dient nicht nur der Nahrungsaufnahme. Gut zubereitete Lebensmittel erfreuen uns und bringen Abwechslung in den Tag. Nutzen Sie die Zeit, um sich mit Ihrer Familie, Ihren Freunden zu unterhalten. Sehen Sie die Nahrungsaufnahme nicht nur als Mittel zum Zweck. Führen Sie Rituale ein, freuen Sie sich an Geruch, Geschmack und Aussehen. Essen Sie ausgewogen und experimentieren Sie nach Lust und Laune. Frische und vor allem unverarbeitete Produkte sind für den Körper besser bekömmlich. Lieber frisches Fleisch statt Pökelfleisch, lieber frischen Mais statt Mais aus der Dose. Machen Sie die Soße selbst und verzichten Sie auf Konservierungsmittel und künstliche Aromastoffe.

Frisch, bio, saisonal und regional

Sie müssen nicht zwingend Bioprodukte verwenden, aber durch den geringeren Anteil an Pestiziden und Schadstoffen, erleichtern Sie Ihrem Körper die Arbeit deutlich. Wichtig ist, dass Sie saisonale und regionale Lebensmittel bevorzugen. Dies hat nicht nur den Zweck, dass Sie weniger CO_2 verursachen, sondern auch, dass Ihre Lebensmittel einen möglichst hohen Vitamin- und Mineralienanteil haben. Vor allem Vitamine bauen sich bei der Lagerung ab. Je erntefrischer Sie Ihr Essen zu sich nehmen, desto höher ist also der Anteil an gesunden Inhaltsstoffen. Dass dies mit regionalen und saisonalen Produkten besser geht, ist logisch.

Warum die Zeit so wichtig ist

Nehmen Sie sich Zeit fürs Essen. Die Verdauung beginnt bereits im Mund. Kauen Sie gut, damit der Rest des Körpers nicht überfordert wird. Hektisch ein Vollkornbrötchen herunterzuschlingen ist eine Garantie für Blähungen! Essen Sie erst, wenn Sie Hunger haben. Nicht aus Gewohnheit oder Langeweile.

Überfordern Sie Ihren Körper nicht

Überlasten Sie Ihr Verdauungssystem nicht. Stellen Sie Ihre Kost langsam auf Vollkorn um. Sobald Blähungen auftreten, machen Sie langsamer. Kaufen Sie hochwertige Zutaten, kochen Sie selber oder wählen Sie Produkte aus guter Herstellung. Benutzen Sie wenige Fertigprodukte. Sie sind oft zucker- und fettreich, liefern Ihrem Körper aber nur wenig Nährstoffe. Zusätzlich sind sie voller Konservierungsmittel, Geschmacksverstärker, Farbstoffe und sonstiger Zusatzstoffe.

Zucker und Light-Produkte

Achten Sie darauf, wenig Industriezucker zu essen. Außer dass er Energie liefert, enthält er nichts Sinnvolles für den Körper. Außerdem spielt er Jojo mit Ihrem Blutzuckerspiegel. Essen Sie stark zuckerhaltige Lebensmittel, wird durch den süßen Geschmack im Mund Insulin ausgeschüttet. Insulin sorgt dafür, dass der Zucker, der ins Blut kommt, in die Zellen eingeschleust wird und der Blutzucker konstant bleibt. Leider reagiert der Körper bei Einfachzuckern, zu denen auch der normale Haushaltszucker gehört, leicht über. Der Blutzuckerspiegel fällt deswegen nach einer Zuckermahlzeit zu stark herunter. Das Hungergefühl kommt zurück, obwohl genügend Kalorien in der Nahrung waren.

Zucker steckt auch in vielen verarbeiteten Lebensmitteln, wo man ihn nie vermutet hätte, beispielsweise in Wurst, Chips, Fertigsalaten oder Pizza. Lesen Sie die Zutatenliste genau durch. Je weiter vorne eine Zutat genannt wird, desto höher ist ihr Anteil im Produkt.

Verzichten Sie auf Light-Produkte. Diese haben zwar einen geringeren Fettanteil, dafür ist aber meist der Zuckeranteil erhöht. Fett ist ein Geschmacksträger. Ist weniger Fett im Produkt enthalten, schmeckt es weniger lecker. Der fehlende Geschmack wird deswegen leider oft mit einem höheren Zuckeranteil ausgeglichen. Zusätzlich sorgt Fett für ein Sättigungsgefühl. Von fettigen Zutaten essen Sie weniger, als von Produkten ohne oder mit wenig Fett. Auch haben Sie nach zuckerhaltigen Lebensmitteln schneller wieder Hunger, als nach fettigen.

Salate müssen nicht langweilig sein!

Seien Sie kreativ und experimentieren Sie! Gerade Blattsalate lassen sich jedes Mal neu gestalten. Ergänzen Sie Ihren Salat mit Avocados, Pinienkernen, gehackten Nüssen, Kapuzinerkresse, rohen oder gedünsteten Pilzen, Zwiebeln, Knoblauch, Oliven, Kresse, Keimen oder Sprossen, die auch selbst auf der Fensterbank gezogen werden können, auch im Winter! Wenn Sie süß und herzhaft gemeinsam mögen, können Sie auch getrocknete Früchte, Orangenschnitze oder Granatapfelkerne zum Salat geben. Je nach Saison finden Sie das alles im Supermarkt oder Naturkostläden.

Versuchen Sie Fetakäse und gehobelten Parmesan, die verändern den Geschmack.

Salate aus roter Beete, Sellerie, Karotten und anderem Wurzelgemüse schmecken hervorragend und lassen sich immer wieder neu variieren. Experimentieren Sie mit Früchten, mit Gewürzen, mit Nüssen und Sprossen.

Tipp: Tragen Sie Einmalhandschuhe beim Verarbeiten der roten Beete und passen Sie auf, dass keine Spritzer auf Ihre Kleider kommen.

Auch das Dressing bringt viel Abwechslung in die Schüssel. Benutzen Sie verschiedene Öle: Sesamöl, Pinienöl, Olivenöl, Kürbiskernöl und Traubenkernöl. Sie sind gesund und helfen bei der Resorption der EDEKA-Vitamine.

Bevorzugen Sie für Salate kaltgepresste Öle. Sie enthalten mehr ungesättigte Fettsäuren, welche für Ihren Körper sehr wertvoll sind.

Auch Salate aus Couscous, Bulgur, Amaranth oder Reis sind sehr lecker. Hinein gehört nicht nur frisches Gemüse, auch gedünstet schmeckt es sehr gut. Selbstverständlich passen je nach Geschmack auch wieder Gewürze wie Chili, Kreuzkümmel, Kardamom, Koriander, Minze und getrocknete Früchte dazu.

Fruchtsalat anstelle vom täglichen Apfel

Fruchtsalate erfrischen und sind eine wahre Vitaminbombe. Nüsse wie Mandeln, Walnüsse oder Haselnüsse geben dem Fruchtsalat eine andere Konsistenz und versorgen unseren Körper mit zusätzlichen Mineralien.

Geben Sie Minze, Vanille, Melisse oder Zimt dazu, schon schmeckt er wieder anders.

Ein Spritzer Orangen- oder Zitronensaft gehört zum Fruchtsalat dazu. Dadurch werden die Früchte nicht braun, das heißt sie oxidieren nicht und Sie bekommen eine Extraportion Vitamin C. Außerdem schmeckt es gut.

Winterzeit ist Kohlzeit?

Die Winterzeit bringt leider etwas weniger Abwechslung auf den Tisch. Immer nur Kohl zu essen, ist auch keine Lösung. Schauen Sie daher, ob Sie alte Gemüsesorten finden: rote Beete (enthält viele Antioxidantien), Schwarzwurzeln, Pastinaken, Erdkohlraben, Petersilienwurzel und so weiter werden im Winter auch in Deutschland geerntet. Der kurze Transportweg heißt für Sie: Mehr Vitamine und Mineralstoffe schaffen es auf Ihren Teller. In der Biokiste, auf dem Bauernhof oder im Naturkostladen werden Sie sicher fündig.

Smoothies, eine Schatzgrube für den Körper

Smoothies und frische Säfte zählen aufgrund ihrer geringen Wassermenge nicht als Getränk, sondern als Nahrung. Trinken Sie nicht zu viel davon oder verdünnen Sie sie mit Wasser.

Die Herstellung ist denkbar einfach: Früchte, Gemüse und evt. Wasser werden in einen Mixer gegeben und so lange püriert, bis eine sämige Masse entsteht.

Hervorragend für die Gesundheit sind grüne Smoothies. Im Gegensatz zum normalen Smoothie sind darin zusätzlich Salate und Kräuter enthalten. Hervorragend eignen sich dafür Spinat, Feldsalat, Mangold oder Rauke. Grüne Smoothies enthalten sehr viele wertvolle Mineralien, Vitamine und Spurenelemente. Durch das Zerkleinern sind die Nährstoffe im Darm optimal aufnehmbar. Außerdem enthalten die Smoothies im Gegensatz zu gepressten Säften viele Ballaststoffe, welche den Darm in seiner Funktion unterstützen.

Sie können die grünen Smoothies mit Früchten wie zum Beispiel Bananen, Datteln und Feigen ergänzen. Ein Spritzer Orangen- oder Zitronensaft bringt zusätzliches Vitamin C und verbessert den Geschmack.

Auch Gewürze und Kräuter passen hervorragend zu Smoothies. Probieren Sie Ingwer, Zimt, Vanille, Nelken, Minze oder Melisse.

Falls Sie regelmäßig Smoothies zubereiten, lohnt sich eventuell der Kauf eines speziell darauf ausgerichteten Mixers. Die Smoothies werden damit besonders sämig und lecker.

Da Vitamine an der Luft sehr schnell abgebaut werden, sollten Sie die Smoothies nach dem Herstellen oder Kauf bald trinken.

Wenn Sie Saft kaufen, bevorzugen Sie Direktsaft. Konzentrate sind thermisch behandelt und meist gefiltert. Sie verlieren dadurch einen Teil der ihrer positiven Inhaltsstoffe. Nektar sollten Sie nicht kaufen, denn er enthält viel zu viel Zucker und ist nicht gesund.

Vitamine: Warum Sie Fett zu Obst und Gemüse brauchen

Vitamine sind entweder wasser- oder fettlöslich. Fettlösliche Vitamine sind Vitamin E, D, K und A (EDEKA). Damit fettlösliche Vitamine von Ihrem Körper aufgenommen werden können, brauchen Sie Fett.

Der Abstand zwischen Vitamin- und Fettaufnahme sollte nicht mehr als 30 Minuten betragen. Wenn Sie also Fruchtsalat oder einen Smoothie abseits einer normalen Mahlzeit zu sich nehmen, sollten Sie Fett in Form von etwas Pflanzenöl, Kokosmilch, Mandelmilch, Hafermilch oder ähnlichem dazugeben. Selbstverständlich gilt dies auch für Blattsalate: Ohne Öl landen die guten fettlöslichen Vitamine ungenutzt in der Toilette.

Wasser und warum es so wichtig für Sie ist

80 % unseres Körpers bestehen aus Wasser. Wasser wird für sämtliche Prozesse im Körper benutzt. Es dient im Blut als Trägerstoff und ist somit sowohl für die Versorgung, wie auch für die Entsorgung aller Zellen notwendig. Trinken Sie zu wenig, entstehen zwangsweise Ablagerungen im Gewebe durch Stoffe, die nicht abtransportiert oder nicht über die Leber oder Niere ausgeschieden werden können.

Wenig oder falsche Getränke trocknen Ihre Schleimhäute aus. Somit sind diese anfälliger für Erreger, Sie werden leichter krank.

Bei Flüssigkeitsmangel wird Ihr Blut dick. Dadurch leidet die Durchblutung und es kommt schneller zu Thrombosen (Blutgerinnseln). Der Stau durch dickes Blut führt auch dazu, dass Nährstoffe und Sauerstoff nicht mehr so gut zu Ihren Zellen hinkommen. Genauso wie Abfallstoffe nicht oder weniger schnell abtransportiert werden können. Wenn Ihr Zwischenzellgewebe dann überlastet ist, können Ihre Organe nicht mit voller Leistung arbeiten. Dies führt langfristig zu diversen Krankheiten.

Sinkt der Anteil von Wasser in Ihrem Körper um 0,5 %, entsteht Durst. Durst ist also keine Präventivwarnung an Sie, sondern bedeutet, dass bereits ein Wassermangel herrscht.

Welches Wasser ist das Beste?

Getränke ohne Kohlensäure sind besser für Ihren Körper als diejenigen mit. Die Kohlensäure an sich ist zwar nicht schädlich, jedoch kann sie zu Blähungen, Aufstoßen und Verdauungsproblemen führen. Außerdem entsteht durch die Luft im Magen ein Völlegefühl. Dadurch kann von Kohlensäuregetränken meist weniger getrunken werden als von stillen Getränken. Fällt es Ihnen schwer, auf die nötige Trinkmenge zu kommen, sollten Sie auf Kohlensäurehaltiges verzichten. Wohnen Sie in einer Gegend mit guter Wasserqualität (bei den Stadtwerken nachfragen), können Sie Leitungswasser trinken. Falls Sie kein Leitungswasser mögen, sollten Sie Wasser in Glasflaschen besorgen. Wasser aus weichen Plastikflaschen ist nicht geeignet. Je nach Dauer und Temperatur bei der Lagerung (Achtung bei Wasserflaschen im Auto!) gehen Stoffe aus dem Plastik in das Wasser über und beeinflussen Ihre Körperfunktionen. Je nachdem, woraus die Flasche hergestellt wurde, können die gelösten Plastikteile eine hormonähnliche Wirkung in Ihrem Körper haben! Wenn Sie sich nicht mit Glasflaschen anfreunden können, weichen Sie zumindest auf Hartplastikflaschen aus. Wasser aus harten Flaschen enthält laut Untersuchungen weniger Kunststoffbestandteile als Wasser aus weichen Flaschen.

Was und wie viel sollen Sie trinken?

Trinken Sie Wasser, leichte Schorlen und Kräutertees. Kaffee, Süßgetränke und Alkohol zählen zu den Genussmitteln und sollten nur in Maßen konsumiert werden.

Erwachsene sollten in der Regel 2 - 3 l Flüssigkeit pro Tag zu sich nehmen. Wenn Sie viel frisches Gemüse, Obst und Suppen essen, darf es auch etwas weniger sein. Bei starker körperlicher Beanspruchung bei Sport, körperlicher Arbeit und Hitze dürfen es dafür gerne 4 - 5 Liter sein.

Trinken Sie nicht die ganze Tagesportion auf einmal. Ihre Niere würde die übermäßige Flüssigkeit sofort aus dem Blut filtern und das Wasser landet von Ihrem Körper ungenutzt in der Toilette.

Sie haben keinen Durst?

Falls Sie bereits seit Jahren zu wenig trinken, kann es sein, dass Sie gar keinen oder nur einen geringen Durst verspüren. Versuchen Sie nicht gleich von heute auf morgen 3 Liter Flüssigkeit pro Tag zu sich zu nehmen. Steigern Sie Ihre Trinkmenge langsam und bewusst, bis Sie bei der erwünschten Menge angekommen sind. Sie werden sehen, Ihr Durstgefühl kehrt schon nach 2 - 3 Monaten wieder zurück.

Was auch helfen kann: Trinken Sie nach dem Aufstehen ein Glas lauwarmes Wasser mit dem Saft einer gepressten Zitrone. Das lauwarme Wasser auf nüchternen Magen weckt Ihren Darm auf. Die Zitrone regt den Stoffwechsel und somit auch die Wärmeproduktion an, versorgt Sie mit Vitaminen und hat basische Wirkung auf den Körper.

Warum Sie die Finger von Light-Getränken lassen sollten

Eine Studie von Wissenschaftlern der Texas Health Science Center Universität in San Antonio hat ergeben, dass Menschen, die Light-Getränke zu sich nehmen, schneller und mehr zunehmen, als Menschen, die normal gesüßte Getränke trinken. Zwar nehmen Sie durch Light-Getränke weniger Kalorien zu sich, dies weiß jedoch Ihr Körper nicht. Bereits im Mund wird der süße Geschmack registriert und die entsprechende Menge an Insulin ausgeschüttet. Kommt nun kein Zucker im Blut an, sinkt der Blutzuckerspiegel durch das zuvor ausgeschüttete Insulin trotzdem ab. Es kommt zu Hunger. Trinken Sie also keine Getränke mit Zuckerersatzstoffen.

Eine Ausnahme bildet hier Stevia. Dieses Süßungsmittel führt nur zu einer geringen Erhöhung des Insulinspiegels und eignet sich deswegen auch als Zuckerersatz.

10 Schlechte Lebensgewohnheiten

Niemand auf dieser Welt ist perfekt. Gerade das macht unser Leben auch ein Stück weit spannend. Es ist auch gar nicht nötig, dass Sie sich jeden Tag zu jeder Zeit an sämtliche Regeln halten und sich nur gesund verhalten und ernähren. Wo bliebe da der Spaß? Trotzdem gibt es ein paar schlechte Angewohnheiten, die den Körper und somit das Immunsystem übermäßig belasten. In diesem Kapitel möchte ich etwas näher auf diese Gewohnheiten eingehen.

Drogen und Ihr Immunsystem

Je nach Art der Droge wird Ihr Körper auf unterschiedlichste Weise geschwächt. Ist Ihr Körper damit beschäftigt, die Drogen über die Leber abzubauen und deren negative Folgen zu bekämpfen, hat er weniger Energie, um sich um andere Erreger zu kümmern. Ein geschwächter Körper ist immer infektanfällig. Hinzu kommt, dass viele Drogen zu Mangelzuständen aufgrund von einem Überverbrauch an Mineralien, Spurenelementen und Vitaminen führen.

Hierzu zählen jedoch nicht nur Heroin, Koks und Amphetamine. Auch Steroide belasten den Körper über die Norm und schwächen das Immunsystem.

Rauchen, Gift für Ihre Schleimhäute

Ein wichtiger Punkt, der beim Thema Infektanfälligkeit auf keinen Fall fehlen darf, ist das Rauchen. Dazu gehören nicht nur Zigaretten, sondern auch Pfeife, Zigarren und Shishas.

Mit dem Rauch jeder Zigarette überfluten Sie Ihre Schleimhäute mit Schadstoffen. Die aggressiven Sauerstoffverbindungen, die freien Radikale aus dem Rauch gelangen ins Gewebe und schädigen dort die Zellen und deren DNA. Ihr Körper möchte diese Schäden verhindern. Daher werden die freien Radikale vor Ort von Radikalfängern (Vitaminen A, C und E) abgefangen und unschädlich gemacht. Die Vitamine, die durch den Zigarettenrauch verbraucht werden, stehen dem Körper anderswo nicht mehr zur Verfügung. Um den Körper überall zu schützen, brauchen Raucher mehr Vitamine als Nichtraucher.

Der Rauch bringt jedoch nicht nur freie Radikale in den Körper. Er legt sich wie eine Schicht aus Staub und Schmutz über die Schleimhäute des Mundes, der Nasennebenhöhlen und der Lungen. Die Zellen des Atemtraktes haben feine Flimmerhaare auf der Oberfläche. Mit deren Hilfe werden Schmutzpartikel wieder aus dem Körper geschafft und die Schleimhaut gereinigt. Rauchen verschmutzt dieses Flimmerepithel jedoch übermäßig, die Flimmerhaare sterben ab. Die Lunge kann nun noch weniger Schmutz nach außen transportieren. Die Giftstoffe, die auf der Zelloberfläche verbleiben, führen zu kleinen Entzündungen in der Schleimhaut. Sie ist dauergereizt. Erreger können sich in so einer geschädigten Schleimhaut umso leichter ausbreiten.

Außerdem nimmt durch das Rauchen die Sauerstoffsättigung (Sauerstoffgehalt im Blut) ab und die Kohlenmonoxidsättigung nimmt zu. Das bedeutet, dass weniger Sauerstoff im Gewebe ankommt. Alles wird schlechter durchblutet, auch Ihr Gehirn, Ihre Organe und Ihre Haut. Dies führt zu vielerlei gesundheitlichen Problemen und belastet Ihren Körper ungemein.

Vorsicht bei E-Zigaretten

E-Zigaretten sind zurzeit sehr umstritten. Auf der einen Seite kommt nikotinhaltiger Dampf und kein echter Rauch aus der Zigarette. Somit kommen die im Rauch enthaltenen krebsfördernden Stoffe nicht in die Lunge. Auch der Nikotingehalt kann frei gewählt werden, es gibt sogar nikotinfreie Patronen.

Auf der anderen Seite gibt es keine wirklichen Regeln dafür, was in einer Patrone für E-Zigaretten enthalten sein darf. So kommt es, dass je nach Hersteller eine bunte Mischung aus Aromastoffen, Konservierungsmitteln und sonstigen Chemikalien ihren Weg in die Patrone finden. Die Auswirkungen davon sind noch nicht absehbar.

Wenn Sie also zur E-Zigarette greifen, informieren Sie sich über den Hersteller und die Inhaltsstoffe. Kaufen Sie nicht einfach die billigsten Patronen!

Falls Sie es doch nicht lassen können

Dass Zigaretten „Vitamine rauben“ ist bereits länger bekannt. Die Blutwerte insbesondere von Vitamin E (Radikalfänger), sind bei Rauchern zum Beispiel deutlich erniedrigt. In einer Studie der Oregon University konnte gezeigt werden, dass sich die Serumwerte wieder normalisieren, wenn Raucher 500 mg Vitamin C pro Tag zu sich nahmen. Auf Dauer

ist diese Dosis zu hoch. Jedoch sollten Raucher mindestens 110 mg Vitamin C pro Tag einnehmen.
Ist es Ihnen nicht möglich, das Rauchen zu lassen oder zumindest zu reduzieren, sollten Sie also darauf achten, Antioxidantien in ausreichender Menge zu sich zu nehmen. Lassen Sie regelmäßig ein Blutbild machen und lassen Sie auch den Mineralienanteil darin überprüfen.

Alkohol: warum es beim gelegentlichen Glas bleiben sollte

Forscher der Universität Massachusetts konnten nachweisen, dass bereits der Konsum von fünf alkoholischen Getränken pro Woche die Menge der Monozyten (Fresszellen) im Körper deutlich reduziert. Fresszellen bilden die vorderste Front unserer Immunabwehr. Sie bewegen sich durchs Blut ins Gewebe und Fressen dort Eindringlinge auf.

Leiden Sie unter immer wiederkehrenden Infekten, sollten Sie Ihren Alkoholkonsum möglichst senken.

Zu viel Alkohol zeigt sich an steigenden Leberwerten. Die Leber ist für den Alkoholabbau im Körper zuständig. Durch Alkohol werden Leberzellen geschädigt und gehen kaputt. Wenn der Alkoholkonsum zu hoch ist, steigen die Leberwerte an.

Erhöhte Leberwerte müssen aber nicht zwingend ein Zeichen für Alkoholismus sein. Durch eine Fehlbesiedlung im Darm kann es zu Gärungsprozessen kommen. Dabei entstehen Fuselalkohole, welche über die Darmschleimhaut ins Blut aufgenommen werden. Dort schädigen sie die Leber. Sie können somit auch erhöhte Leberwerte haben, ohne dass Sie auch nur einen Tropfen Alkohol getrunken haben (siehe Kapitel Darmflora Seite 84).

Medikamente, was können Sie vermeiden?

Medikamente müssen im Körper abgebaut und über die Leber, die Niere oder die Haut ausgeschieden werden. Je nach Medikament, Dosierung und Dauer können die Entgiftungsorgane überfordert werden. Jedes Medikament wirkt anders im Körper und kann somit den Körper auf ganz unterschiedliche Weise schädigen und so zu einer erhöhten Infektanfälligkeit führen.

Immunsuppressiva wie beispielsweise Kortison, welche bei Autoimmunkrankheiten oder chronischen Entzündungen eingenommen werden, dämpfen das Immunsystem insgesamt. Dadurch werden überschießende Reaktionen abgemildert. Leider wirkt Kortison aber auch auf die normale und notwendige Immunreaktion und schwächt diese, Erreger können sich somit leichter ausbreiten.

Auch Diuretika (Wassertabletten) können der Immunabwehr schaden. Durch die übermäßige Nierenausscheidung kommt es auch zu einem Verlust von Mineralien, die wiederum in der Immunabwehr gebraucht werden würden.

Medikamente, welche die Leber schädigen, was ab einer gewissen Dosierung für fast alle Medikamente gilt, können durch die Beeinträchtigung der Leberfunktion zu einer Ansammlung von Abfallstoffen im Körper führen. Dies kann auch wieder eine Infektanfälligkeit begünstigen.

Dasselbe gilt für sämtliche Hormone. Werden Hormone, insbesondere die der Schilddrüse, über- oder unterdosiert, folgt eine Störung des Immunsystems.

Besprechen Sie die Dosierung und Art Ihrer Medikamente mit Ihrem Behandler und schauen Sie, ob Ihre Anfälligkeit eventuell daher kommen könnte.

11 Bewegung und Sport

Unser Lebensstil ist nicht auf die Bedürfnisse unseres Körpers angepasst. Wir sitzen zu viel, stehen zu lange und arbeiten ohne Bewegung oder körperliche Anstrengung. Wenn wir dann auch noch Auto fahren, Aufzüge und Rolltreppen benutzen und dies am Feierabend nicht ausgleichen, kommt es zu Problemen im Körper. Verbringen wir die Freizeit auch noch auf dem Sofa, werden wir krank.

Bewegungsmangel macht dick und krank

Bewegung stärkt das Immunsystem, indem sie es dazu bringt, die Zahl der Immunzellen zu erhöhen. Außerdem fördert die Bewegung den Kreislauf und die Durchblutung. Durch die Muskelpumpe wird zudem die Lymphe angeregt. Wenn die Muskeln sich anspannen, üben sie Druck auf das umliegende Gewebe aus. Dadurch wird nicht nur das Blut in den Venen, sondern auch die Lymphe Richtung Körpermitte transportiert.

Bewegung fördert den Abbau der Stresshormone Kortison und Adrenalin. Diese zwei Hormone sorgen dafür, dass der Körper im Moment die maximale Energie zur Verfügung hat. Er befindet sich im Alarmzustand und ist für alles bereit. Dabei werden alle Systeme, welche nicht für einen Kampf benötigt werden, gehemmt. Dazu gehört das Immunsystem, die Zellreparatur, Schlaf und die Arbeit der Entgiftungsorgane.

Bei Mangel an Bewegung findet der Abbau der Stresshormone nur ungenügend statt und der Körper erhält deshalb nicht genug Erholung.

Außerdem ist Bewegung gut für die Psyche. Es gibt Untersuchungen die zeigen, dass Bewegung gegen Depressionen hilft.

Kraftsport oder Ausdauersport – was ist besser?

Es gibt zwei Arten von Sport. Kraftsport, der die Muskelkraft steigert und Ausdauersport, durch den sich die Leistungsdauer erhöht. Ausdauersport trainiert das Herz und den Kreislauf. Außerdem werden durch die Bewegung Stresshormone und Spannungen abgebaut. Beim Ausdauersport sind nicht Kraft und Tempo entscheidend, sondern die Dauer der Bewegung. Optimal ist die Kombination von Ausdauer- und Krafttraining. Um Ihre Ausdauer zu steigern, sollten Sie eine eher niedrige Leistung lange halten. Danach sollten Sie nicht erschöpft sein und sich schnell wieder erholen. Mit dem Trainingserfolg arbeitet Ihr Herz effizienter. Ihre Leistung kann dann gesteigert werden, ohne dass Sie danach erschöpft sind. Das Krafttraining hilft beim Aufbau von Muskelmasse. Diese erhöht Ihren Grundumsatz und Sie verbrauchen mehr Kalorien. Außerdem schütten Muskeln zum Beispiel Interleukine aus. Das sind körpereigene Substanzen, welche das Immunsystem anregen.

Wo soll ich trainieren?

Haben Sie einen Wald oder Park in der Nähe? Am besten wirkt Bewegung und Sport in Zusammenhang mit frischer Luft. Es genügt, wenn Sie 3-5x pro Woche wirklich trainieren. Für etwas Bewegung sollten Sie jedoch täglich und bei jedem Wetter sorgen. Achtung aber bei der Temperatur. Sie darf kühl aber nicht kalt sein, sonst trocknen Schleimhäute aus. Bei eisigem Wetter trainieren Sie also besser drinnen.

Wie oft sollen Sie sich bewegen?

Die Bewegung sollte regelmäßig stattfinden. Ideal sind 3 - 5 mal die Woche für 30 - 45 Minuten.

Übertreiben Sie es nicht. Zu viel oder zu heftiger Sport schadet dem Körper anstatt ihm zu nützen. Zu intensives Training und Leistungssport schwächen den Körper durch Überforderung. Der Körper benutzt dann alle Energie für die Regeneration der Muskeln und Gewebe, es bleibt zu wenig für Ihr Immunsystem.

Achten Sie deshalb auf Schmerzen, Muskelkater, Gelenkschmerzen oder sonstige Zeichen für eine Überanstrengung. Um Ihr Immunsystem optimal anzuregen, sollten sie einmal täglich Ihren Puls leicht in die Höhe treiben und etwas ins Schwitzen kommen. Egal wofür Sie sich entscheiden, es dürfen auch anstrengende Passagen dabei sein, wie beispielsweise einen Hügel hoch spazieren. Die Pulsänderung trainiert Ihr Herz und Ihren Kreislauf.

Der innere Schweinehund...

Vielen Menschen hilft es, mit einer anderen Person oder in einer Gruppe zu trainieren, um dauerhaft bei einem Sport zu bleiben. Alleine ist es deutlich schwieriger, den „inneren Schweinehund“ zu überwinden.

Sport soll Spaß machen. Suchen Sie etwas Passendes, sonst bleiben Sie auf Dauer nicht dabei. Bewegung soll Ihnen Erholung und Entspannung bringen.

Vielleicht wäre ein Hund etwas für Sie? Binden Sie Bewegung in Ihren Alltag ein. Sie können mit dem Rad zur Arbeit fahren, Treppen steigen anstatt den Aufzug zu nehmen. Spazieren Sie zum Einkaufen und lassen Sie das Auto so oft wie möglich stehen.

Welche Sportarten sind zu empfehlen?

Es muss nicht unbedingt ein Fitnessstudio sein. Die Möglichkeiten sind schier unbegrenzt. Suchen Sie sich jemanden, mit dem Sie Nordic Walking (bitte einmal unter Anleitung zeigen lassen!) machen. Vielleicht ist auch Wandern Ihr Ding? Dann suchen Sie sich eine Wandergruppe. Kaufen Sie sich gute Schuhe und eine Softshelljacke, damit sind sie für jedes Wetter gerüstet. Auch Schwimmen eignet sich hervorragend. Es ist sehr gelenkschonend und sehr gut für die Ausdauer. Am besten schwimmen Sie auf dem Rücken oder kraulen Sie. Bauchschwimmen ist aufgrund der Haltung schlecht für die Halswirbelsäule. Tanzen Sie mit einem festen Partner oder in einer Tanzgruppe. Es ist völlig egal ob Salsa, Walzer oder Hiphop. Hauptsache, Ihnen macht die Bewegung Spaß.

Auch Radfahren eignet sich sehr. Sie sollten lediglich darauf achten, auf einem Rad mit der richtigen Rahmengröße zu fahren und den Sattel und Lenker auf die richtige Höhe einzustellen. Aufgrund der Haltung eignet sich ein City- oder Trekking-Bike besser als ein Rennrad. Falls Sie in einer hügeligen Umgebung wohnen, besorgen Sie sich ein E-Bike.

12 Sauna, Wechselduschen und Trockenbürsten

Ein erwachsener Mensch hat ein Blutvolumen von ca. 8 % seines Körpergewichtes. Das bedeutet für einen 70 kg schweren Menschen 5 - 6 Liter Blut. Um alle Gefäße des Körpers gleichzeitig zu durchbluten, wäre ein Vielfaches dieser Menge nötig. Um mit der geringeren Blutmenge auszukommen, hat der Körper Regelmechanismen: das Gefäßsystem. Wärme erweitert die Gefäße, Kälte führt dazu, dass sie sich zusammen ziehen. Zusätzlich wird über Hormone gesteuert, welche Gefäße sich öffnen, und welche sich zusammenziehen. Dieser Wechsel von eng- und weitgestellten Gefäßen ist mit verantwortlich für die Blutverteilung und unseren Blutdruck. Die Reaktionsfähigkeit der Gefäße ist für uns lebenswichtig. Regulationsstörungen führen zu schlecht durchbluteten und damit schlecht arbeitenden Organen. Zusätzlich sind fehlgestellte Gefäße für einen zu hohen oder zu niedrigen Blutdruck verantwortlich. Sind die Gefäße reaktionsträge, führt das zum Beispiel zum plötzlichen Blutdruckabfall beim Aufstehen: Es wird uns schwarz vor Augen.

Die Reaktionsfähigkeit der Gefäße lässt sich trainieren. Dies geschieht zum Beispiel durch Kneippen, Saunieren oder warme und kalte Güsse, Wechselduschen und Trockenbürsten.

Die Königsdisziplin: Sauna

Bevor Sie in die Sauna gehen, sollten Sie sich duschen und die Haare nass machen. Danach müssen Sie sich gut abtrocknen. Ansonsten muss in der Sauna erst das Wasser der Dusche verdunsten, bevor Sie selber anfangen zu schwitzen. Wenn Sie schlecht schwitzen, sollten Sie vorher ein heißes Fußbad nehmen.

Ein Saunagang dauert 8 - 12 Minuten. Saunaanfängern rate ich dazu, mit der Biosauna (65 Grad) zu beginnen. Geübte Saunagänger können in die finnische Sauna (80-100 Grad) gehen.

Nach dem Saunagang packen Sie sich dick ein und gehen an die frische Luft. Dadurch versorgen Sie Ihren Körper optimal mit Sauerstoff. Erst im Anschluss sollten Sie sich kalt abduschen, ins kalte Tauchbecken steigen oder kneippen. Durch den Wechsel von Wärme und Kälte in Verbindung mit Sauerstoff kommt es zur gewünschten Wirkung. Die Durchblutung wird gefördert, Ihr Immunsystem wird angeregt und der Kreislauf kommt in Schwung.

Nach einem Saunagang brauchen Sie eine Pause von mindestens 15 Minuten. In dieser Zeit sollten Sie ruhen. Schlafen, lesen oder dösen Sie.

Im Anschluss können Sie einen zweiten und eventuell dritten Saunagang machen. Mehr als 3 Saunagänge bringen keine gesundheitlichen Vorteile. Am Schluss sollten Sie sich nochmal mindestens 30 Minuten Ruhe gönnen.

1 - 2 Mal pro Woche in die Sauna zu gehen, ist für Ihren Körper optimal.

Machen Sie die Saunagänge nur, wenn Sie sich wohl fühlen. Bei Unwohlsein verlassen Sie sofort die Sauna. Trinken Sie viel Wasser, leichte Saftschorlen oder Kräutertees.

Verzichten Sie auf Alkohol in der Sauna und gehen Sie nicht verkatert hin. Sie sollten nicht mit vollem Magen in die Sauna, Ihr Blut wird dann im Verdauungssystem gebraucht. Nehmen Sie sich Zeit für den Saunabesuch. Wenn Sie sich hetzen, erzielen Sie nicht die erwünschte Wirkung.

Wenn Sie unter folgenden Krankheiten leiden, sollten Sie auf den Saunabesuch verzichten: Herzrhythmusstörungen, Herzkrankheiten, sehr hoher Blutdruck, Schilddrüsenüberfunktion, akute und chronische Infekte, Fieber, oder Multiple Sklerose.

Leichtere Alternative: das Dampfbad

Falls Sie sich in der Sauna unwohl fühlen, können Sie auch das Dampfbad ausprobieren. Zusätzlich zu der positiven Wirkung durch den Wechsel von kalt und heiß ist das Dampfbad besonders gut für die Schleimhäute und wirkt befeuchtend und reinigend.

Besonders gut sind Dampfbäder die mit Sole (Salz) versetzt sind. So ein Salzdampfbad wirkt auch auf die Lunge.

Inhalationen: ein Segen für die Atemwege

Falls Sie vor allem unter Infekten der Atemwege leiden, tun Ihnen Inhalationen gut. Inhalationen können Sie auch Zuhause mit einem Inhaliergerät machen. Es sollte Aerosole, ganz kleine in der Luft schwebende Wassertröpfchen, produzieren. Ein Wassertopf mit Salz nützt leider nichts, da das Salz im Topf verbleibt. Nur das Wasser verdampft und wird eingeatmet.

Auch bei Asthma oder chronischer Bronchitis empfehle ich Ihnen, sich ein Inhalationsgerät anzuschaffen und es regelmäßig zu benutzen.

Von Oma bekannt: Trockenbürsten für die Abwehr!

Die Haut ist unser größtes Ausscheidungsorgan. Trockenbürsten ist hervorragend dazu geeignet, die Haut in ihrer Arbeit zu unterstützen. Trockenbürsten hat mehrere Effekte: Die Poren werden geöffnet, die Ausscheidungsfunktion der Haut wird gesteigert. Die Durchblutung und somit die Sauerstoffversorgung der Haut wird gefördert. Außerdem werden das Lymphsystem angeregt und die Hautstruktur verbessert. Am Rücken treten jeweils zwischen zwei Wirbelkörpern Nerven aus. Diese teilen sich in zwei Äste auf: einer versorgt Organstrukturen, der andere Ast ein Hautareal (Headsche Zonen). Reizt man einen der Nervenäste, reagiert der andere reflektorisch mit. Diese Verbindung können wir uns zu Nutze machen. Wird die Haut angeregt, führt dies über die Reflexzonen zu einer Anregung des zugehörigen Organs.

Gebürstet wird mit einer speziellen Bürste mit weichen Borsten und einem Stiel. Angefangen wird auf der Haut der Hand- und Fußrücken. Die Bewegungen sind sanft kreisend und gehen Richtung Herz.

Die Massage sollte ungefähr 10 Minuten dauern. Schrubben Sie nicht, Trockenbürsten soll angenehm sein. Am besten bürstet man alle 2 - 3 Tage. Da das Trockenbürsten anregend wirkt, eignet sich der Morgen besser als der Abend.

Falls Sie unter folgenden Krankheiten leiden, sollten Sie auf das Trockenbürsten verzichten: entzündliche Hautkrankheiten wie Neurodermitis oder Ekzeme im betroffenen Areal, bei Krampfadern darf man nicht direkt im Gebiet bürsten. Auch bei einer Schilddrüsenüberfunktion sollten Sie Trockenbürsten besser lassen.

Wechselduschen: So werden Sie morgens wach!

Eine weitere Möglichkeit, um die Regulation des Körpers zu unterstützen, ist das Wechselduschen.

Man beginnt so heiß es geht und duscht sich ca. 3 Minuten. Dann folgt der Wechsel auf kaltes Wasser für 1 Minute (so kalt es geht). Es wird 3 - 4 Mal hin und her gewechselt. Aufhören bitte immer mit kaltem Wasser, sonst macht Ihnen Ihr Kreislauf Probleme. Das warme Wasser führt zu einer Weitstellung der Gefäße der Haut. Dadurch „versackt" das Blut in der Haut und der Blutdruck sinkt.

Wechselduschen regt Herz und Kreislauf an. Deshalb wirkt es durchblutungsfördernd und regt somit die Ausscheidung von Ablagerungen, Abfallstoffen und Giftstoffen an. Durch den Wechsel von kalt und warm werden neue Gefäße gebildet.

Wechselduschen sollten Sie nicht bei Herzbeschwerden vornehmen.

Die kleine Schwester: warme und kalte Güsse

Denselben Effekt in klein können Sie mit kalten und warmen Güssen erreichen. Diese müssen immer zum Herzen hin gemacht werden. Beginnen Sie also an Händen und Füßen und machen Sie den Guss zum Beispiel mit einem Schlauch oder einer Schale in Richtung Körperstamm. Erst kommt der Rücken, dann der Bauch.

Die Güsse wirken wie die Wechselduschen. Sie regen Herz und Kreislauf an, fördern die Durchblutung und somit das Ausscheiden von Ablagerungen, Abfallstoffen und Giftstoffen. Durch den Wechsel von kalt und warm werden auch hier neue Gefäße gebildet.

Auch auf Güsse sollten Sie verzichten, falls Sie unter Herzbeschwerden leiden.

Kneippen: Warum Wassertreten gut für Sie ist

Zu den Regulierenden Therapien für Zuhause zählt auch das Kneippen oder auch Wassertreten.

Dabei schreitet man im Storchengang durchs (eis) kalte Wasser. Die Beine werden dabei so weit hochgezogen, wie es geht. Der Fuß sollte aus dem Wasser kommen. Am besten geht dies, wenn das Wasser ungefähr bis eine Handbreit unterhalb vom Knie reicht. Hören Sie auf, sobald die Beine schmerzen.

Bevor Sie kneippen, muss Ihr Körper warm sein. Machen Sie, falls nötig, vorher ein warmes Fußbad, einen Saunagang oder Sport.

Danach sollten Sie sich auch wieder gut aufwärmen: Trocknen Sie sich gut ab, ziehen Sie warme Socken an, wickeln Sie sich in eine warme Decke oder gönnen Sie sich gegebenenfalls auch Bettruhe.

Beim echten Kneippen treten Sie abwechselnd durch warme (35 Grad) und kalte (15 Grad) Becken. Kneippbecken finden sich oft in Thermalbädern oder Saunen. Am besten hilft das Kneippen an der frischen Luft.

Da die Füße reflexzonenmäßig mit dem Unterleib zusammenhängen, sollte Wassertreten nicht bei Unterleibsbeschwerden oder bei akuten Nieren- und Blasenentzündungen angewendet werden.

13 Wofür brauchen Sie Schlaf?

Ihr Immunsystem braucht die nächtliche Erholung, um gut zu funktionieren. In der Nacht sinken die Stresshormone ab. Wenn Sie zu wenig oder wenn Sie nur zu unregelmäßigen Zeiten schlafen, gerät Ihr Biorhythmus und somit auch der Hormonrhythmus durcheinander. Ihr Körper weiß nicht mehr, wann Ruhe und wann Aktivität ansteht. Sind die Stresshormone dauernd erhöht, leidet Ihr Immunsystem. Am schlimmsten trifft dies die Schichtarbeiter. Deswegen haben Schichtarbeiter ein erhöhtes Risiko, an vielerlei Krankheiten zu erkranken.

Laut einer Studie, welche US-Forscher im Fachblatt Archive of International Medicine veröffentlicht haben, ergeben weniger als 7 Stunden Schlaf pro Nacht ein dreifach erhöhtes Risiko, sich mit Rhinoviren anzustecken. Rhinoviren sind die Viren, die am häufigsten für Erkältungen sorgen. Zu wenig Schlaf führt also zu Husten, Schnupfen und Heiserkeit.

Weiterhin findet im Schlaf die Reparatur von Zellen (auch der Immunabwehr) statt. Insgesamt ist das Immunsystem nachts am aktivsten. Der Körper befindet sich in der Ruhephase und kann die ganze Energie in die Abwehr stecken. Nachts werden Viren und Bakterien bekämpft und Gedächtniszellen, die für die spätere Immunität gegen einen Erreger sorgen, hergestellt. Deswegen ist Schlaf bei einer Erkrankung so wichtig. Nicht umsonst heißt es im Volksmund: Schlaf Dich gesund!

So schlafen Sie am besten:

Am besten schläft man bei 18 Grad und frischer Luft. Wenn Sie das Fenster nicht offen lassen können, lüften Sie das Zimmer vor dem Zubettgehen gut durch.

Die optimale Luftfeuchtigkeit für das Schlafzimmer liegt zwischen 50 und 55 %.

Der Schlaf sollte regelmäßig und immer zu ungefähr denselben Zeiten stattfinden. Das Schlafbedürfnis ist sehr individuell. Es gibt Leute, die nach vier Stunden fit sind, und andere Menschen, die neun Stunden Schlaf brauchen. Im Durchschnitt braucht ein Mensch etwa 7 - 8 Schlaf pro Nacht. Genügend Schlaf haben Sie, wenn Sie am Morgen ausgeruht und von alleine aufwachen und auch keinen Kaffee benötigen.

Genauso wie zu wenig Schlaf, ist auch zu viel Schlaf nicht gut für Sie. Zu viel Schlaf macht uns anfällig für Depressionen, lässt das Risiko für Diabetes Typ 2 und Übergewicht steigen.

Die verschiedenen Schlafphasen

Der nächtliche Schlaf wird in verschiedene Phasen geteilt. Im Schlaf wechseln sich Tiefschlaf- und REM- (Rapid Eye Movement) Phasen beständig ab. Die REM-Phase zeichnet sich dadurch aus, dass sich die Augen schnell hin und her bewegen, während die restliche Muskulatur schlaff ist. Es ist die Schlafphase, in der man am meisten träumt. Der Lernprozess im Allgemeinen, wie auch die Informationsverarbeitung und Stressbewältigung stehen im Zusammenhang mit dieser wichtigen Schlafphase.

Im Laufe der Nacht werden die Tiefschlafphasen immer kürzer und weniger tief, die REM-Phasen nehmen zu. Früher hat man gesagt: Der wichtigste Teil des Schlafes ist der Schlaf vor Mitternacht. Dies ist so nicht unbedingt korrekt. Da der Tiefschlaf für die Regeneration zuständig ist, ist der gesündeste Teil des Schlafes vielmehr der erste Teil der Nacht, egal um welche Uhrzeit man schlafen geht.

Eine gute Schlafqualität ist hierbei besonders wichtig. Kaufen Sie eine gute Matratze. Am besten lassen Sie sich in einem Matratzenladen beraten. Atemaussetzer in der Nacht, eine Schlafapnoe, müssen unbedingt behandelt werden. Gegen störende Schnarchgeräusche vom Bettnachbarn helfen ans Ohr angepasste Ohrstöpsel aus Silikon vom Hörgerätehersteller. Auch wenn Sie selber der Schnarcher sind, leidet Ihre Schlafqualität. Gehen Sie zu einem Hals-Nasen-Ohren-Arzt und lassen Sie sich untersuchen. Eventuell hilft Ihnen eine Operation, ein Nasenpflaster oder eine Gewichtsreduktion. Auch Alkohol und Nikotin führen zu vermehrtem Schnarchen. Leiden Sie zum Schnarchen auch an Atemaussetzern, nennt man dies Schlafapnoe. Eine Schlafapnoe ist durch die mangelnde Versorgung mit Sauerstoff sehr gefährlich für den Körper und sollte dringend behandelt werden.

Falls Sie mit der Niere oder Prostata Probleme haben, lassen Sie diese behandeln. Vermeiden Sie es, vor dem Schlafengehen viel zu trinken. Das Urinieren in der Nacht bringt sonst jedes Mal Ihren Schlafrhythmus durcheinander und Sie sind morgens weniger erholt.

Falls Sie unter nächtlichem Husten leiden, schlafen Sie mit leicht erhöhtem Oberkörper. Dadurch sammelt sich die Flüssigkeit unten in der Lunge und sie können besser atmen. Außerdem hilft Ihnen der erhöhte Oberkörper beim Abhusten des Schleims. Bleibt der Husten längere Zeit bestehen, klären Sie ab, ob er von einem akuten Infekt, einer chronisch-obstruktiven Bronchitis oder einer Herzinsuffizienz herrührt. Wenn eine Bronchitis über ein Jahr besteht, nennt man sie chronisch. Wenn in der Folge körperliche Veränderungen und Einengungen entstehen, nennt man sie chronisch-obstruktiv. Sowohl die chronisch-obstruktive Bronchitis wie auch die Herzinsuffizienz sind schwere Grunderkrankungen und müssen behandelt werden.

14 Ständig krank trotz gesunder Lebensweise?

Kommen wir nun zu den möglichen naheliegenden Ursachen, die hinter einer Immunschwäche stecken können. Führt eine Änderung im täglichen Leben mit den bisher angesprochenen Vorschlägen für eine gesunde Lebensweise nicht zu einem ausgeglichenen Immunsystem, sollten Sie sich die folgenden Kapitel genauer anschauen.

Meistens gibt es nicht nur einen einzelnen Auslöser für die Infektanfälligkeit, sondern eine Ansammlung von Problemfaktoren, die in ihrer Kombination den Körper überfordern. Dabei wird es Faktoren geben, die Sie selbst beeinflussen können, und andere, an denen sich leider nichts ändern lässt.

Um Sie auf der Suche nach den einzelnen Gründen zu begleiten und diese Auslöser zu therapieren, rate ich Ihnen dringend zu einem Behandler! Wir bewegen uns nun im medizinischen Bereich. Als Laie können Sie hier durch Selbstdiagnose und Selbstbehandlung viel kaputt machen.

Entsprechende Tests könnten Sie zwar teilweise noch selbst in Auftrag geben, jedoch sollten Sie auf keinen Fall selbstständig an sich herumdoktern. Suchen Sie sich einen Heilpraktiker oder Arzt, dem Sie vertrauen. Eine gründliche Anamnese, Untersuchung und Diagnostik sind unabdingbar! Schauen Sie, dass Sie sich gut verstehen und nehmen Sie sich Zeit, um auf den richtigen Weg zu kommen. Eine Besserung findet meist nicht von heute auf morgen statt. Es gibt leider keine Spritze, nach der Sie komplett gesund von der Behandlungsliege aufspringen! Sitzen die Ursachen für Ihre ständigen Infekte tiefer, ist mitunter Geduld für die Suche und Behandlung der Störungen nötig. Ohne Fleiß kein Preis. Halten Sie sich Ihr Ziel vor Augen und denken Sie daran, was die Alternative ist: Sie sind weiterhin ständig krank!

Genetik und Ihr Einfluss auf die Abwehr

Inzwischen gibt es diverse Studien, die die Wirkung der Gene auf das Immunsystem untersucht haben. Es wurden bereits einzelne Gene entdeckt, die für die Immunabwehr eine bedeutende Rolle spielen. Wenn Sie das Pech haben, eine Genkombination zu besitzen, die Infekte begünstigt, kann dagegen leider nichts unternommen werden. Umso wichtiger ist es dann für Sie, alle anderen Faktoren zu Ihren Gunsten zu beeinflussen!

Hinweise auf eine genetische Immunschwäche finden sich oft in der Familiengeschichte. Fragen Sie bei Ihren Eltern, Onkeln, Tanten und Großeltern nach, ob diese auch unter den gleichen Problemen leiden.

Ob Sie tatsächlich entsprechende Gene für ein schwaches Immunsystem besitzen, können Sie über Gentests bei einem Spezialisten herausfinden. Diese Tests sind jedoch oft sehr teuer und bringen keine Lösung.

Daher rate ich Ihnen, die Genetik erst mal bei Seite zu lassen und sich die anderen möglichen Ursachen genauer anzuschauen. Kommen Sie damit nicht ans Ziel, kann immer noch ein Gentest gemacht werden.

Beruf und Hobbys können Sie krank machen

Schadstoffe können sich negativ auf Ihre Gesundheit auswirken. Daher sollte auf der Suche nach Auslösern für häufige Infekte auf keinen Fall vergessen werden, den Beruf genauer unter die Lupe zu nehmen. Arbeiten Sie mit Schadstoffen? Kommen Sie regelmäßig mit Chemikalien, Holzschutzmitteln (Insektiziden), Pestiziden oder sogenannten „Weichmachern“ in Kontakt?

Arbeiten Sie im Schichtwechsel? Aufgrund der sich ständig ändernden Schlafens- und Wachzeiten, kommt die innere Uhr durcheinander. Das heißt, alle Körperprozesse, die normalerweise um eine bestimmte Uhrzeit stattfinden, werden durcheinander geschüttelt. Insbesondere das Hormonsystem kommt kräftig durcheinander. Dadurch wird leider auch das Immunsystem geschwächt, es kommt zu Infekten.

Auch Ihre Hobbys spielen eine Rolle. Hier sollten Sie überlegen, ob Sie häufig Wandfarben, Lacke oder Klebstoffe verwenden? Wenn sie mit anderen Materialien arbeiten, die möglicherweise gesundheitsschädlich sind, könnten diese einen Hinweis auf die Anzahl Ihrer Infekte liefern.

Kinderkrankheiten und Impfungen

Welche Kinderkrankheiten haben Sie durchgemacht? Hatten Sie einen Zeckenbiss mit einer Borrelien-Infektion? Hatten Sie eine heftige Grippe? Kann es sein, dass danach die Infektanfälligkeit angefangen hat? Wenn Krankheiten, insbesondere Kinderkrankheiten, nicht richtig ausgeheilt werden, können Lymphblockaden entstehen. Diese kann man mit den entsprechenden Lymphtherapien wie Lymphtropfen, Mandelspritze Lymphdrainage oder ähnlichem beseitigen. Eventuell ist es auch sinnvoll, eine Nosode einzusetzen. Nosoden sind homöopathisch verarbeitete Erreger oder Erregerbestandteile. Damit wird dem Körper der Probleme machende Erreger in einer ungefährlichen Form vor die Nase gehalten. Somit wird er angeregt, alte Reste im Gewebe zu bekämpfen und auszuscheiden. Bei Nosoden ist es imminent, gleichzeitig eine Entgiftung zu machen und Leber, Niere, Darm, Haut, Lymphe anzuregen. Die Tore müssen geöffnet sein. Ansonsten reaktiviert man Erreger, ohne dem Körper die Möglichkeit zu geben, diese auch wieder loszuwerden. Dadurch können sich die Beschwerden verstärken anstatt sich zu verbessern.

Dasselbe gilt für Impfungen. Wenn die Beschwerden nach einer bestimmten Impfung aufgetreten sind, kommt wieder dasselbe Behandlungsmuster zum Einsatz: Anregung der Entgiftungsorgane plus Impfnosode.

Die Gesundheit sitzt im Darm

80 % der Immunzellen befinden sich in der Darmwand und bilden das sogenannte darmassoziierte Immunsystem (GALT). Die Darmflora, die einer Gesamtheit von 500 Mikroorganismen, die im Darm leben entspricht, entscheidet maßgeblich über unsere Gesundheit. Die verschiedenen Stämme der Darmbakterien müssen in einem bestimmten Verhältnis zueinander stehen. Ist dies nicht der Fall, kommt es zu unterschiedlichsten Beschwerden.

Ein gesunder Darm hat folgende Merkmale: keine Blähungen oder keinen Blähbauch, keine Krämpfe, leicht riechende Flatulenzen, kein Völlegefühl. Der Stuhlgang sollte lediglich leicht riechen, sollte fest und geformt sein und Toilettenpapier sollte nicht benötigt werden. Normaler Stuhlgang findet 1 - 3 Mal täglich statt. Bei Vegetariern ist durch die Erhöhung der Ballaststoffe bis zu 5 Mal täglich normal.

Aufgaben der Darmflora

Eine ausgeglichene Darmflora verhindert das Ansiedeln von Pilzen, Viren und Bakterien. Ist ihre Zusammensetzung nicht richtig, besteht eine Infektionsgefahr!

Die Flora ist mitverantwortlich dafür, dass Nährstoffe richtig verdaut werden.

Zusätzlich benötigen wir die Bakterien im Dickdarm beispielsweise für die Bildung von Vitamin K, welches wichtig für die Blutgerinnung ist.

Die Bakterien schützen die Darmschleimhaut vor Toxinen (Giften) und Schadstoffen. Ist die Darmflora fehlerhaft, weil die falschen Keime oder die falsche Zusammensetzung der Stämme vorliegen, wird die Darmschleimhaut gereizt und es kommt zu Entzündungen.

Weiterhin fördert die Darmflora den Aufbau und die Ernährung der Darmschleimhaut.

Außerdem kommunizieren die Darmbakterien mit den Immunzellen im Darm. Sie „melden" den Abwehrzellen, wenn Erreger vorhanden sind, damit diese gezielt bekämpft werden können.

Ungleichgewicht der Darmflora

Verschiebt sich das Verhältnis der Bakterienstämme untereinander, besteht ein Ungleichgewicht der Mikroorganismen. Gewisse Stämme fehlen oder sind vermindert. Es kommt zu einer Fehlbesiedlung: Zu wenig gute und zu viele schlechte Bakterien leben im Darm.

Eine langfristige Verschiebung der Darmflora führt dazu, dass die Nahrung nicht mehr richtig aufgespalten wird. Es entstehen giftige Stoffwechselprodukte. Durch die Fäulnis und Gärung entstehen Fuselalkohole, die wiederum die Leber schädigen. In der Folge können Fremd- und Schadstoffe im Darm nicht oder nur ungenügend abgewehrt werden. Es kommt zu einer lokalen Entzündung. Die Schadstoffe beeinträchtigen die Schleimhaut, dadurch können falsche oder noch nicht genügend verdaute Teile ins Blut eintreten. Es kommt zu Allergien und Unverträglichkeiten. Die Folgen einer Fehlbesiedlung sind: Allergien, Leberschäden (Alkohol), rheumatische Krankheiten, Hautkrankheiten, Autoimmunkrankheiten und generelle Abwehrschwäche.

Warum kommt es zu einer Fehlbesiedlung im Darm?

Zu den unterschiedlichen Ursachen für eine Fehlbesiedlung gehören:

- Antibiotikagabe: Sie zerstört auch die guten Bakterien
- Kortison: Es begünstigt das Wachstum von Pilzen
- Hormonpräparate, Antibabypille
- Chlor im Leitungswasser
- Übersäuerung im Darm
- zu viel Zucker und Fett
- Fehlende Bakterien bei der Geburt, beispielsweise verursacht durch Kaiserschnitt oder Streptokokken der Gruppe B während der Schwangerschaft
- Stilldauer oder fehlendes Stillen (weniger Bifidobakterien)
- Chirurgische Eingriffe
- Chemo- und Strahlentherapie
- Psychische Belastungen, Stress

Darmsanierung: Wie stelle ich die Darmflora wieder her?

Ist eine Fehlbesiedlung im Darm durch eine Stuhluntersuchung festgestellt worden, sollte man eine Darmsanierung durchführen. Bei den oben genannten Krankheiten ist allgemein von einer Darmdysbiose auszugehen. Deshalb ist ein Stuhlnachweis dann nicht zwingend notwendig.

Ernähren Sie sich richtig: Achten Sie auf Ihren Säure-Basenhaushalt und essen Sie ballaststoffreich!

Trinken Sie genügend Wasser. Ohne Wasser verbleibt der Stuhl zu lange im Darm und die Flora verschiebt sich automatisch.

Bewegen Sie sich! Bewegung regt die Darmtätigkeit an. Dadurch kommt es zu weniger Fäulnis und Gärung.

Machen Sie eine mikrobiologische Therapie: Hierbei werden Präparate mit toten oder lebenden Darmbakterien, hauptsächlich Escherichia Coli und Lactobacillen, eingenommen, um die Darmflora wieder zu stabilisieren. Welche Bakterienkulturen für Sie in Frage kommen, weiß Ihr Behandler oder Apotheker.

Fangen Sie mit einer niedrigen Dosierung an und steigern Sie diese langsam. Wenn Sie zu hoch anfangen oder zu viele Mittel auf einmal nehmen, verstärken Sie die Darmbeschwerden.

Probiotika mit Lactobacillus- und Bifidobakterien helfen Ihrem Darm wieder auf die Sprünge. Durch die Ernährung ist dies aber nur teilweise über Joghurt, Kefir, Buttermilch, Sauerkraut möglich, da bedingt durch die Lagerung, Konservierung etc. vielleicht nicht mehr genügend lebende Keime vorhanden sind. Wenn Sie Kapseln oder genau dosiertes Pulver verwenden, lässt sich besser erkennen, wie viele Bakterien Sie zu sich nehmen. Auf diese Weise kann genauer therapiert werden.

Achten Sie darauf, dass das Präparat die richtigen Kulturen und Bakterien in ausreichender Menge enthält. Benutzen Sie Präparate in magensaftresistenten Kapseln oder mit gefriergetrockneten Keimen. Ansonsten werden alle Bakterien durch die Magensäure zerstört und sie kommen nicht am Zielort Darm an. Auch hier kann Ihnen Ihr Behandler oder Apotheker weiterhelfen.

Kaufen Sie sich eine Joghurtmaschine und machen Sie selbst Joghurt.

Präbiotika sind wichtig für den Darm. Präbiotika sind unverdauliche Kohlenhydrate, welche als Nahrung für Darmbakterien dienen. Zum Beispiel Inulin oder Oligofruktose. Sie unterstützen somit das Wachstum von gesunden Darmbakterien und fördern eine gesunde Darmflora.

Symbiotika sind eine Kombination von Prä- und Probiotika.

Hefepilze hindern die schädlichen Bakterien am Wachstum, ohne gesunde Bakterien zu schädigen. Sie helfen nur bedingt bei chronischen Dysbiosen und werden besser bei akuten Problemen wie zum Beispiel bakterienbedingten Durchfällen eingesetzt. Entsprechende Produkte, die Hefepilze enthalten, kann Ihnen Ihr Apotheker empfehlen.

Das große Feld der Allergien und Unverträglichkeiten

Da Allergien und Unverträglichkeiten unglaublich weit verbreitet sind, ist fast jeder Mensch bereits direkt oder indirekt mit diesem Thema in Kontakt gekommen.

Leider zirkulieren auf diesem Gebiet ganz viele Unwahrheiten und Halbwahrheiten. Gemischt mit einer unsauberen Benennung der Probleme, ergibt das ein großes Chaos.

Nicht besser wird es dadurch, dass sich mit deren Behandlung und Diagnose sehr viel Geld verdienen lässt. Dies wird oft und gerne ausgenutzt.

Wenn Sie unter einer echten Allergie leiden, haben Sie nicht per se ein schwaches Immunsystem. Ist gleichzeitig eine Allergie oder gar eine Autoimmunkrankheit vorhanden, handelt es sich nicht um eine primäre Abwehrschwäche, sondern vielmehr um ein fehlgeleitetes Immunsystem. Ihr Immunsystem konzentriert sich sozusagen auf harmlose Eindringlinge und Zellen anstatt um die echten Erreger. Daher muss in diesen Fällen nicht immunstimulierend, sondern regulierend behandelt werden. Mehr dazu im Kapitel Umstimmungstherapie (Seite 151).

Allergien und Unverträglichkeiten ist das dasselbe?

Zuerst einmal muss zwischen echten Allergien und Unverträglichkeiten unterschieden werden. Allergisch kann man nur auf Eiweiße reagieren. Bei einer Allergie werden Teile des Immunsystems gegen an sich harmlose Stoffe aktiv und bekämpfen diese. Die Symptome, welche man spürt, werden von der eigenen, fehlgeleiteten Abwehr erzeugt wie beispielsweise bei einer Fisch- oder Pollenallergie. Die Reaktion bei einer Allergie kann so stark sein, dass sie ohne Medikamente tödlich verläuft.

Unverträglichkeiten hingegen basieren darauf, dass gewisse Nahrungsmittel im Darm nicht richtig aufgeschlossen und aufgenommen werden können. Unverträglichkeiten entstehen auch, wenn Bestandteile der Nahrung aufgrund einer geschädigten Darmschleimhaut fälschlicherweise ins Blut gelangen. Wird die Nahrung nicht richtig verdaut, steckt meistens ein Enzymmangel wie bei der Laktoseintoleranz dahinter. Um diese zu beheben, muss entweder das Nahrungsmittel gemieden oder die Enzyme müssen eingenommen werden. Kommen Bestandteile der Nahrung wegen einer geschädigten Darmschleimhaut ins Blut, muss erst die Entzündung im Darm beseitigt werden, um die Unverträglichkeit zu beheben. Da keine echte Unverträglichkeit oder Allergie besteht, ist ein Weglassen dieses Nahrungsmittels hier nur bedingt sinnvoll.

Die Theorie der drei Hauptallergien

In der Naturheilkunde spricht man von drei Hauptallergien. Diese sind gegen Milch, Weizen und Eier gerichtet. Ist eine Allergie vorhanden, spielt immer mindestens eines dieser Hauptallergene eine Rolle. Das heißt, dass zum Beispiel bei Heuschnupfen gleichzeitig auch geschaut werden sollte, welche der Hauptallergien mit beteiligt ist. Wird diese Hauptallergie erfolgreich behandelt, löst sich auch die Nebenallergie auf. Eine Allergie zu diagnostizieren, ist oft recht aufwendig. Handelt es sich um eine Allergie des Soforttyps, bei der die Symptome durch rote Flecken, Schwellung, Atemnot bis Kreislaufstillstand zu erkennen sind, ist der Auslöser in der Regel sofort erkennbar. Wenn es sich jedoch um den verzögerten Typ handelt, der sich durch Magen-Darm Beschwerden, allergische Ekzeme, oder Neurodermitis äußert, kommt die Reaktion auf das Allergen häufig erst 2-3 Tage später. Der Auslöser lässt sich nicht mehr direkt ausfindig machen. Vor allem bei Nahrungsmittelallergien machen zudem „versteckte" Bestandteile in verarbeiteten Nahrungsmitteln (Weizen im Speiseeis, Spuren von Eiern in den Chips etc.) eine Diagnose schwierig.

Wie werden Allergien diagnostiziert?

Es gibt verschiedene Labortests, mit deren Hilfe man eine Allergie feststellen kann. An erster Stelle steht hier der sogenannte Pricktest. Hier wird die Haut meist am Rücken an mehreren Stellen leicht verletzt, und die infrage kommenden Allergene aufgetragen. Hierbei kann es zu einem allergischen Schock kommen. Außerdem ist nicht auszuschließen, dass es durch die Menge an Allergenen, die auf einmal benutzt werden, zu neuen Allergien kommt. Ich rate Ihnen deswegen, einen Allergietest im Blut zu machen. Bei diesem RAST-Test werden Antikörper (IgE) im Blut gemessen. Dieser Test ist zwar teurer, dafür aber deutlich angenehmer und komplett ungefährlich.

Sind IgG-Tests sinnvoll?

Ein Wort noch zu den sogenannten IgG-Tests. IgG sind Immunglobuline (Antikörper), die der Körper bildet, um gegen Fremdkörper im Blut vorzugehen. Auch die Gedächtniszellen fallen in diese Kategorie. Sie erinnern sich bei einem weiteren Kontakt an den Erreger und können sofort die Abwehr in Gang bringen.

Bei den vielerorts angebotenen IgG-Tests für Nahrungsmittel handelt es sich nicht um Tests für echte Allergien. Vielmehr kommen bei einer nicht intakten Darmschleimhaut unvollständig abgebaute Nahrungsmittelbestandteile ins Blut (siehe Kapitel Darmsanierung Seite 87). Da diese Bestandteile dort nicht hingehören, bildet der Körper korrekterweise Antikörper dagegen. Sobald der Darm jedoch wieder saniert und voll funktionsfähig ist, gelangen keine „falschen“ Teile mehr ins Blut und die Immunabwehr ruht.

Die IgG-Tests bieten somit nur einen Hinweis darauf, welche Lebensmittel aktuell fälschlicherweise ins Blut gelangt sind. Sie sind immer ein Zeichen dafür, dass die Darmschleimhaut nicht intakt ist und der Darm dringend saniert werden müsste. Je nach Zustand Ihres Darmes und abhängig davon, was Sie gegessen haben, liefern IgG-Tests somit auch ganz unterschiedliche Resultate.

Die Psyche und ihre Rolle in der Abwehr

Ein wichtiger Pfeiler für die körperliche Gesundheit ist der Zustand der Psyche. Depressive Menschen, gestresste Menschen und Menschen mit wenig Lebensfreude sind häufiger krank als ihre Mitmenschen. Freude regt das Immunsystem an, Trauer dämpft es. Suchen Sie sich Dinge, die Ihnen Freude bereiten und Erfüllung bringen. Dies können Hobbys, Freunde, Familie oder auch Ihr Beruf sein.

Leben Sie bewusst!

Versuchen Sie, Ihr Leben bewusst zu leben und zu genießen. Schaffen Sie sich Orte, Rituale und eine Umgebung, die Ihnen gut tun und Freude bringen.

Geben Sie sich dem Moment hin und konzentrieren Sie sich auf eins nach dem anderen. Multitasking bringt nur vermeintlich mehr Resultate. Tatsache ist jedoch, dass die einzelnen Aufgaben weniger gut erledigt werden und wir deutlich mehr gestresst sind. Versuchen Sie es mit ungeteilter Aufmerksamkeit anstelle von ständigem Überprüfen von Handy, Computer und Co.

Leben Sie bewusst. Überdenken Sie Ihren beruflichen Weg, Ihre Partnerschaft, Ihre Freundschaften. Was wollen Sie behalten? Was wollen Sie verändern? Wie kann das erreicht werden?

Anspannung und Entspannung, bitte im Gleichgewicht!

Unser Körper braucht den Wechsel zwischen An- und Entspannung. Legen Sie Pausen ein und entspannen Sie sich. Ihr Körper ist wie das Pendel einer Uhr: Ist bei Ihnen nur Turbo angesagt, bleibt das Pendel auf einer Seite hängen und schwingt nicht mehr zurück. Sie sind nicht ausgeglichen. Nur wenn das Pendel frei zwischen Anspannung und Entspannung hin und her schwingt, sind wir in der Balance.

Übertreiben Sie es zu sehr mit ständiger Action, lässt die Rechnung nicht lange auf sich warten. Die ersten Zeichen für eine körperliche oder psychische Überforderung sieht man oft daran, dass Sie immer zum Wochenende oder in den Ferien krank werden. Nehmen Sie diese Zeichen ernst und tun Sie etwas dagegen. Ansonsten blühen Ihnen nicht nur ständige Infekte, sondern auf Dauer auch ein Burnout!

Sorgen Sie für ein ausgeglichenes Verhältnis zwischen An- und Entspannung. Wählen Sie bewusst Ruhezeiten und Pausen. Teilen Sie Ihre Zeit in Anstrengung und Vergnügen ein. Versuchen Sie, Ihre Freizeit auch wirklich zu leben und widerstehen Sie der Versuchung, „nur noch schnell“ etwas zu tun. Arbeit in der Arbeitszeit, Freizeit in der freien Zeit. Natürlich gibt es immer wieder Zeiten, in denen es schwierig ist, dies zu leben. Ständig unter Druck zu stehen, ist für Ihren Körper jedoch nicht akzeptabel und dies wird er Ihnen früher oder später auch mitteilen.

Stress und Disstress, was ist der Unterschied?

Es gibt positiven und negativen Stress (auf Englisch: Disstress). Positiver Stress sorgt dafür, dass wir vorankommen, aktiv sind und nicht nur auf dem Sofa sitzen. Viele Leute sagen, dass Sie unter Druck erst richtig in Fahrt kommen. Findet kein Wechsel zwischen Stress und Entspannung statt, wird jeder Stress zu viel. Wir sind überfordert und der normale Stress wird zu Disstress.

Disstress führt zu einer Ausschüttung der sogenannten Stresshormone Cortisol, Adrenalin und Noradrenalin. Cortisol ist das körpereigene Kortison und sorgt unter anderem dafür, dass das Immunsystem gehemmt wird. Außerdem steigern die Stresshormone den Blutzuckerspiegel (Achtung bei Diabetes!), sorgen für einen veränderten Zellstoffwechsel, der das Gewebe übersäuert, und haben Einfluss auf das Verdauungssystem und die Durchblutung. Psychischer und körperlicher Stress werden verstärkt durch mangelnde Bewegung und zu wenig Schlaf.

Was sind die Ursachen für Stress?

Die Ursachen für Disstress sind so unterschiedlich wie die Menschen auf dieser Erde. Was den einen stresst, ist für den anderen normal und umgekehrt. Es gilt auch hier, die eigenen Grenzen zu finden und einzuhalten. Leiden Sie unter Dauerstress, suchen Sie die Ursache und verändern Sie diese. Stressfaktoren können zum Beispiel, der Beruf, die Arbeitskollegen, die Erziehung der Kinder, Nachbarn, zu viele Aufgaben und insgesamt ein zu schneller und hektischer Alltag sein. Auch den Umgang mit Disstress kann man lernen. Versuchen Sie, sich nicht an negativen Gedanken aufzuhängen, schauen Sie auf das Positive. Denken Sie nicht an den Berg, den Sie noch nicht erledigt haben, freuen Sie sich an allem, was Sie bereits geschafft haben.

Die Macht der Emotionen

Negative Emotionen wie Hass, Neid, Eifersucht und Wut gehören zum Leben dazu. An ihnen festzuhalten jedoch nicht. Lassen Sie sie los. Es lohnt sich nicht und schadet nur Ihnen! Suchen Sie sich positive Freunde. Nicht nur Lachen steckt an, auch Weinen und schlechte Laune. Nutzen Sie das für sich aus und wählen Sie Menschen, die Sie positiv beeinflussen!

Üben Sie sich in Gelassenheit. Es muss nicht immer alles perfekt sein. Gerade unperfekte und ungeplante Dinge können das Leben interessant und spannend machen und Sie mit ihrer unerwarteten Schönheit und Freude überraschen.

Lachen baut Stress ab. Gehen Sie ins Kabarett, treffen Sie sich mit Freunden, lachen Sie!

Verteilen Sie Komplimente. Lernen Sie, Komplimente anzunehmen. Die Frau im Bus trägt ein tolles Kleid? Sagen Sie es ihr! Ihre Freude wird auch Sie erfreuen. Und wenn Sie ein Kompliment bekommen, lernen Sie zu sagen: Danke! Es gibt keine andere Antwort. Kein „Ach, das alte Ding“, kein „Das war gar nicht teuer“ oder „Ich kann das noch nicht so gut“. Einfach nur Danke.

Zu sehr gestresst: Lassen Sie sich helfen

Der Körper und die Psyche hängen auf vielen verschiedenen Ebenen zusammen. Unsere Gesundheit beeinflusst die Psyche, aber auch die Psyche unsere Gesundheit.

Daran beteiligt ist zum Beispiel unser „Bauchhirn“. Rund um den Darm sitzen etwa 100 Millionen Nervenzellen. Das sind vier- bis fünfmal mehr Zellen als in unserem Rückenmark. Die Aufgaben dieses Bauchgehirns sind die Steuerung der Verdauung und die Immunabwehr im Darm. Außerdem werden 90 % des Serotonins im Bauch gebildet. Serotonin beeinflusst wiederum die Stimmungslage und sorgt dafür, dass wir ruhig, gelassen und zufrieden sind.

Sind sie psychisch belastet durch schlimme Erlebnisse, Traumen oder zu viel Stress, funktioniert dieses Bauchhirn nicht optimal. Außerdem kommt es zur vermehrten Bildung von Cortisol und Adrenalin, welche wiederum Ihr Immunsystem unterdrücken.

Wenn Sie unter Stress oder psychischen Problemen leiden, suchen Sie sich Hilfe bei einem Therapeuten.

Stresstherapien können Ihnen beim bewussten Umgang mit Stress helfen und diesen abbauen. Eine psychische Reinigung kann oft viel bewirken. Achten Sie darauf, dass die Therapie lösungsorientiert ist. 100 Stunden nur darüber zu reden, was in Ihrer Kindheit alles passiert ist und was Ihre Eltern alles falsch gemacht haben, hilft Ihnen nicht weiter.

Übernehmen Sie Verantwortung für Ihr Leben im Heute und suchen Sie nach Lösungen, um mit alten Geschichten ins Reine zu kommen. Entwickeln Sie mit Ihrem Therapeuten Strategien, um im Jetzt voranzukommen. Betreibt Ihr Therapeut nur Ursachenforschung und geht nicht auf mögliche Lösungen für Ihre Probleme ein, suchen Sie sich einen anderen.

Weitere Tipps zum Umgang mit Stress

Weil Körper und Psyche so eng verbunden sind, kann Disstress nicht nur mit einer psychischen Betreuung behandelt werden. Auch Bewegung, die sogenannte Muskelrelaxation nach Jakobsen, Autogenes Training, Yoga, Tai Chi, Qi Gong, Meditation und viele andere helfen Ihnen dabei, Disstress abzubauen und zu einem ausgeglichenen Lebensstil zu finden. Suchen Sie etwas aus, das zu Ihnen passt. Eventuell müssen Sie auch verschiedene Dinge ausprobieren, bis Sie etwas finden, das Ihnen Spaß macht.

Massagen können auch viel zum Stressabbau beitragen. Durch die Berührung und Dehnung der Haut sowie der Reizung der Nerven nimmt die Spannung im Muskel ab und er lässt locker. Auch die Sauerstoffzufuhr wird verbessert, was die Muskeln weiter lockert. Außerdem werden durch die Massage Endorphine ausgeschüttet. Das sind die sogenannten Glückshormone. Sie reduzieren das Schmerzempfinden und wirken den Stresshormonen Adrenalin und Noradrenalin entgegen. Somit wird indirekt auch das Immunsystem gestärkt.

Bei der Hot-Stone-Massage wird die Massage nicht mit den Händen, sondern mit erwärmten Steinen und sanftem Druck ausgeübt. Somit eignet sie sich vor allem für Menschen, die schnell frieren.

Eventuell ist auch Shiatsu etwas für Sie. Shiatsu ist eine Massageform aus der chinesischen Medizin. Dabei werden die Meridiane beurteilt und therapiert. Stauungen werden behoben, Leere gefüllt, der Energiefluss wird wieder hergestellt. Somit hat Shiatsu den Vorteil, dass es nicht nur durch die Berührung entspannt, sondern auch gleichzeitig die Meridiane wieder in die richtige Bahn lenkt.

Überlegen Sie sich, was Ihnen Spaß macht und versuchen Sie, dies in Ihren Alltag einzubauen. Wollten Sie schon immer mal eine Sprache lernen? Einen Töpferkurs machen oder Ihr Gartenhaus bauen? Schalten Sie Ihren Fernseher aus und nutzen Sie die Zeit für etwas, was Ihnen Spaß macht. Selbstverständlich sollte dabei kein Druck entstehen, sonst artet Ihr neues Hobby wieder in Stress aus.

Auch Musik hilft, um Stress abzubauen. Singen Sie im Chor, lernen Sie ein Instrument. Hören Sie entspannende Musik zuhause oder im Büro. Beruhigende Klänge zum Beispiel in Kombination mit einem heißen Bad wirken oft Wunder.

Im Durchschnitt verbringen Erwachsene zwischen 30 und 50 Jahren jeden Tag 218 Minuten vor dem Fernseher. Das sind sage und schreibe 3 Stunden und 38 Minuten. Überlegen Sie sich, was Sie alles anfangen könnten, wenn Sie auch nur einmal die Woche auf den Fernseher verzichten und stattdessen ein Hobby ausüben würden. Laden Sie einmal die Woche Freunde zum Essen ein und genießen Sie die Zeit zusammen, anstatt alleine vor dem Fernseher zu sitzen. Leben Sie Ihre Freizeit bewusst und haben Sie Spaß!

15 Und wenn die Ursachen tiefer liegen?

Im ersten Teil des Buches habe ich beschrieben, was zu einem gesunden Lebensstil alles dazu gehört. Sie konnten sich ausführlich darüber informieren, welche Bereiche des Lebens für die Gesundheit wichtig sind und wie Sie diese zum Wohle Ihres Körpers gestalten sollten. Auch haben Sie Hinweise auf zu Grunde liegende schädliche Verhaltensweisen und Grundkrankheiten wie Allergien bekommen. Für die meisten Menschen sind die bisherigen Tipps und Ratschläge ausreichend, um ihre ständigen Infekte loszuwerden.

Dennoch kann es passieren, dass Sie sich an alle Ratschläge halten, und trotzdem ständig mit Infekten kämpfen.

In diesem Fall muss nach einer tiefer liegenden Ursache gesucht werden. Darum geht es im zweiten Teil dieses Buches. Welche bestehenden Krankheiten oder Belastungen führen zu einer Immunschwäche, wie werden diese diagnostiziert und wie therapiert? Wie und wo muss ich suchen und was kann ich dagegen tun?

Störfelder und Ihre Bedeutung für den Körper

Was ist ein Störfeld? Jeden Tag kommt unser Körper mit tausenden von Reizen in Kontakt. Diese Reize stören ihn in seiner Ordnung. Ob es der Tennisarm, der grippale Infekt oder die Schadstoffe in der Arbeit sind, der Körper setzt seine Kräfte in Bewegung, um diese Reize zu beseitigen und den Körper wieder ins Gleichgewicht zu bringen. Gelingt es ihm nicht, entsteht eine Störung des Regelsystems. Diese hindert den Körper daran, seine Arbeit optimal zu verrichten. Die Störung bündelt Energie und Abwehrzellen, die anderswo benötigt werden. Zusätzlich werden zum Beispiel bei chronischen Entzündungen laufend Giftstoffe ausgeschüttet, die anderswo im Körper wiederum Schäden verursachen. So ist etwa die Gefahr, an einem Herzinfarkt zu erkranken, deutlich erhöht, wenn man an einer Paradontitis (Zahnfleischentzündung) leidet.

Was den einen Körper stört, kann für den anderen Körper komplett irrelevant sein. Jeder Mensch ist aufgrund seiner Genetik und Lebensweise einzigartig! Deswegen halte ich persönlich auch gar nichts davon, generell alle Narben und toten Zähne zu behandeln oder Impfungen und Narkosen zu vermeiden.

Dies gilt auch für Amalgamfüllungen: Nicht immer ist es gut, sie zu entfernen. Ohne Beschwerden, die darauf zurückzuführen sind, sollten diese nicht entfernt werden. Durch das bei einer Sanierung frei werdende Quecksilber kann es erst recht zu Problemen kommen. Wecken Sie keine schlafenden Hunde! Wenn Sie Ihr Quecksilber entfernen lassen, suchen Sie sich einen darauf spezialisierten Zahnarzt. Bei der Behandlung müssen die entstehenden Dämpfe abgesaugt werden, sonst ist die Belastung danach noch größer als vorher. Machen Sie danach auf jeden Fall eine Quecksilbertherapie, die im Kapitel Schwermetallausleitung (Seite 109) beschrieben wird.

Welche Störfelder gibt es?

Die meisten Störfelder (ca. 70 %) befinden sich im Kopfbereich. Tote Zähne, entzündetes Zahnfleisch, vernarbte Mandeln oder chronisch entzündete Nasennebenhöhlen bilden hier den Löwenanteil. Zahnschemata, welche die Zusammenhänge zwischen Zähnen und Organen aufzeigen, können bei der Suche nach dem Störfeld hilfreich sein.

Störfelder kann man grob in fünf Bereiche teilen:

1. Unterbrochener Energiefluss/Meridiane (Narben, tote Zähne,...)
2. Unausgeheilte Erkrankungen/Entzündungen: Der Körper wird über ständig zirkulierende Erreger oder deren Abbauprodukte gestört
3. Fremdkörper (künstliches Kniegelenk, Piercings, ...) beeinträchtigen den Körper in seiner Funktion
4. Überreste von Medikamenten, Narkosen oder Impfungen konnten nicht korrekt verarbeitet werden und hindern den Körper nun
5. Traumatische Erlebnisse/Schocks können im weitesten Sinne als Störfeld angesehen werden

Wie finden Sie ein Störfeld?

Um ein Störfeld zu identifizieren, bedarf es immer einer gründlichen Untersuchung und Anamnese. Dabei gilt besonders den Fragen Augenmerk, welche Unfälle, Operationen, Krankheiten, Entzündungen, Umwelteinflüsse oder psychische Belastungen sich vor Auftreten der aktuellen Beschwerden zuletzt bemerkbar gemacht haben. Dieses Problemfeld ist der Tropfen, der das Fass zum Überlaufen gebracht hat. Man spricht in diesem Fall auch von Zweitschlag.

Besteht bei Ihnen eine Therapieblockade, ist immer darauf zu schauen, wann diese begonnen hat, und was unmittelbar DAVOR passiert ist.

Hatten Sie einen Unfall? Eine Operation? Wurde ein neues Medikament eingenommen? Waren Sie krank? Hatten Sie eine Impfung?

Eventuell werden Blut, Urin oder andere Körperbestandteile im Labor untersucht. Auch Röntgenbilder, CTs und MRTs können bei der Suche helfen.

Eventuell benutzt Ihr Behandler auch die Kinesiologie oder die Ohrakupunktur. Diese können wertvolle Hinweise darauf geben, welche Narben, Entzündungen und Störungen den Körper in seiner Regulation tatsächlich behindern, und welche nicht relevant sind.

Warum müssen Sie ein Störfeld behandeln?

Störfelder, bei Entzündungen auch Herde genannt, hindern den Körper daran, sich selber ins Gleichgewicht zu bringen. Dies kann dazu führen, dass Krankheiten nicht ausgeheilt werden können und chronisch werden. Des Weiteren können Störfelder die Regulation so weit behindern, dass der Körper nicht mehr auf Therapien reagiert. Es entsteht eine sogenannte Therapieblockade. Löst man so ein Störfeld nicht auf, kann der Behandler tun was er will: An der Krankheit verändert sich nichts. Wenn ein Patient nun partout nicht auf bewährte Therapien reagiert, ist IMMER an ein Störfeld zu denken.

Wie wird das Störfeld behandelt?

Die Behandlung der Störfelder ist ganz unterschiedlich und richtet sich nach der Art der Störung.

Dies kann zum Beispiel bei Narben mit Hilfe der Neuraltherapie geschehen, bei chronischen Entzündungen durch eine Darmsanierung, bei Impfblockaden oder nach schweren Krankheiten mit Hilfe einer Nosode und so weiter und so fort.

Hierbei helfen Spritzen, Infusionen, Phytotherapeutika (pflanzliche Arzneien), Akupunktur oder auch manuelle Therapien. Ihr Behandler wird die für Sie richtige Behandlungsform aussuchen.

Tritt nach Beseitigung des Störfeldes keine oder keine vollständige Heilung ein, muss ein weiteres Störfeld vorliegen (sogenannter Erstschlag). Der Erstschlag (Ursache) wird vom Körper meist kompensiert. So treten oft erst beim Entstehen eines zweiten Störfeldes (Auslöser) gesundheitliche Probleme auf.

Schwermetalle im Körper, ist das schlimm?

Was für die Störfelder gilt, gilt auch für die Schwermetalle im Körper: Nicht jedes Schwermetall macht Probleme. Ob und ab welcher Menge ein Schwermetall Probleme macht, ist bei jedem Menschen anders.

Auch wer kein Amalgam (Metalllegierung) in den Zähnen hat, kann mit Schwermetallen belastet sein. Durch unsere Nahrung, die Getränke, die Luft oder auch Medikamente können wir mit Schwermetallen in Kontakt kommen. Auch in der Schwangerschaft können Schwermetalle über das mütterliche Blut auf das Kind übertragen werden. Dasselbe gilt für die Stillzeit und die Muttermilch.

Sind die Ausscheidungsorgane eingeschränkt oder ist die Dosis der Schwermetalle schlichtweg zu hoch, kommt es zu Ablagerungen im Körper. Diese Ansammlungen können den Körper wiederum in seiner Regulation stören.

Die häufigsten Schwermetalle in unserem Körper sind: Quecksilber (durch Amalgamfüllungen), Blei und Cadmium. Auch Nickel, Gold, Palladium und Platin werden im Körper eingelagert und können Probleme verursachen.

Welche Beschwerden machen Schwermetalle?

Schwermetalle können, je nach Ablagerungsort, die unterschiedlichsten Beschwerden hervorrufen. Diese reichen von Immunschwäche zu (Nerven-) Schmerzen und unerfülltem Kinderwunsch bis zu Neurodermitis, chronischen Entzündungen und so weiter und so fort. Auch degenerative Erkrankungen wie Multiple Sklerose oder Alzheimer stehen im Verdacht, durch Schwermetalle ausgelöst oder verstärkt zu werden. Vor allem bei chronischen Krankheiten wie Rheuma oder Autoimmunkrankheiten und „mehrschichtigen" Krankheitsgeschehen (mehrere Krankheiten bei einem Patienten, multifaktorielles Geschehen) und Therapieblockaden ist immer an eine Schwermetallbelastung zu denken.

Wie wird eine Schwermetallbelastung diagnostiziert?

Da Schwermetalle meist im Bindegewebe abgelagert werden, ist die Diagnostik einer Belastung mühsam und oft teuer. Findet man im Blut oder Urin keine Schwermetalle, heißt das nicht, dass keine vorhanden sind. Es bedeutet lediglich, dass keine FREIEN Schwermetalle im Umlauf sind.

Am besten lässt sich eine Schwermetallbelastung deswegen mit einem sogenannten Provokationstest diagnostizieren. Dafür werden dem Körper Chelatbildner injiziert oder oral verabreicht. Diese Chelate verbinden sich im Körper mit Schwermetallen, und können dann über die Niere ausgeschieden und somit auch gemessen werden. Normalerweise wird dazu der Morgenurin mit dem Urin verglichen, der 3 - 4 Stunden nach der Provokation mit Chelatbildnern ausgeschieden wird.

Wie funktioniert eine Schwermetallausleitung?

Schwermetalle sind in der Regel nur bei einer akuten Vergiftung in größeren Mengen im Blut zu finden. Ansonsten lagern sie sich im Gewebe ab. Um sie aus diesen Depots zu lösen, zu binden und auszuscheiden, benutzt man verschiedene Stoffe.

Es nützt jedoch nichts, diese Stoffe nur zu lösen und zu binden. Um die Schwermetalle tatsächlich aus dem Körper zu entfernen, müssen IMMER die Ausscheidungsorgane Leber, Niere und Lymphe angeregt werden.

Meist wird eine Kombination aus verschiedenen schwermetallbindenden und ausleitungsfördernden Medikamenten genommen.

Da es bei einer Schwermetallausleitung zu heftigen Beschwerden kommen kann, darf sie nur unter Aufsicht eines Therapeuten gemacht werden.

Die Ausleitung nach dem Schema von Dr. Dietrich Klinghardt sei hier besonders empfohlen. Die wichtigsten Mittel die hierbei zum Einsatz kommen sind: Chlorella, Bärlauch und Cilantro. Sprechen Sie Ihren Behandler darauf an.

Mit welchen Mitteln leitet man aus?

- **Chelate.** Diese verbinden sich mit den Schwermetallen und werden dann über Niere und Leber ausgeschieden. Die Chelate selber reagieren dabei nicht mit körpereigenen Substanzen. Zu den Chelatbildnern zählt zum Beispiel DMPS (Dimercaptopropansulfonsäure), welches in der Schulmedizin bei schwerwiegenden Schwermetallbelastungen gespritzt wird.
- **Bärlauch**: gehört durch seine Schwefelverbindungen zu den Chelaten und wird in der Schwermetallausleitung gerne eingesetzt. Er kann sowohl frisch, wie auch in Kapselform genommen werden. Bärlauch ist die natürliche Alternative zu DMPS.
- **Chlorella**: die Chlorella-Alge hat einen sehr hohen Chlorophyllgehalt, welcher den Sauerstoffgehalt im Körper erhöht. Zusätzlich kann die Chlorella-Alge durch ihre Zellmembran Schwermetalle und auch andere Umweltgifte wie z. B. Dioxin aus den körpereigenen Depots lösen und binden. Gebundene Schwermetalle können dann über die Ausscheidungsorgane ausgeschieden werden. Welche Chlorella-Alge für Sie die richtige ist, hängt unter anderem davon ab, wie empfindlich Ihr Magen reagiert.
- **Glutathion**: zählt zu den Radikalfängern (siehe Vitamin A, C, E) und wird vom Körper benötigt, um die Oxidation (Zerfall) der Zellen zu verhindern. Glutathion bindet Schwermetalle und andere Giftstoffe und macht sie wasserlöslich. Glutathion ist ein Eiweiß, welches bei gesunden Menschen vom Körper selber hergestellt wird. Ist der oxidative Stress oder die Belastung durch Giftstoffe und Schwermetalle zu hoch, reicht die körpereigene Produktion an Glutathion nicht aus. In diesem Falle kann es oral oder intravenös zugeführt werden.

- **Selen**: Wie im Kapitel Vitamine und Spurenelemente (Seite 33) bereits beschrieben, hat Selen einen sehr engen Wirkungsbereich. Unterdosiert kommt es zu Fehlfunktionen des Immunsystems. Überdosiert entwickelt man Vergiftungserscheinungen. Da Selen gerade zur Quecksilberausleitung sehr hilfreich ist, lohnt es sich, den Selenspiegel im Blut zu überprüfen und dann gegebenenfalls zu supplementieren.
- **Cilantro**: das Korianderkraut mobilisiert Schwermetalle aus Depots und Nervengewebe. Es ist das einzige bekannte Mittel, welches Quecksilber aus Gehirn und Nervengewebe lösen kann.

Spezialfall: Quecksilber und Amalgambelastung

In den meisten Fällen ist Quecksilber aus Zahnfüllungen für die Schwermetallbelastung verantwortlich. Kommen als Ursache Amalgamfüllungen in Frage, sollten diese sinnvollerweise vor oder während der Therapie saniert werden. Amalgamfüllungen sollten jedoch niemals per se, sondern immer nur bei bestehenden Beschwerden entfernt werden. Die Sanierung von Amalgamfüllungen kann bei unsachgemäßer Durchführung dem Körper mehr schaden als helfen!

Bei einer Sanierung werden die Füllungen aufgelöst, abgesaugt und gegen Kunststoff- oder Keramikfüllungen ausgetauscht. Achten Sie darauf, dass dieser Wechsel fachgerecht durchgeführt wird. Vor allem beim Ausfräsen der Füllungen kommt es sonst zu einer enormen Quecksilberbelastung, welche den Körper noch mehr schädigt. Es ist daher imminent, dass der Patient und der Zahnarzt durch Abdeckungen und das Absaugen der ggf. frei werdenden Quecksilberdämpfe geschützt werden!

Um das Quecksilber, welches trotz der Vorsichtsmaßnahmen in den Körper gelangt, abzufangen, empfehle ich vor und nach dem Zahnarztbesuch 20 - 30 Chlorella-Tabletten zu zerkauen und auszuspucken.

Genauso MUSS eine Ausleitungstherapie die Amalgamentfernung begleiten. Idealerweise wird diese bereits 1 Monat vor der Entfernung angefangen.

Da Schwermetalle in saurer Umgebung toxischer wirken, muss vor einer Entfernung der Körper entsäuert werden (siehe Kapitel Übersäuerung Seite 43).

Angeborener Antikörpermangel

Antikörper werden von unseren Immunzellen produziert und binden im Körper Erreger und Fremdstoffe. Gebundene Erreger oder Fremdkörper werden unschädlich gemacht und können von den Fresszellen vernichtet werden.

Leiden Sie unter einem angeborenen Antikörpermangel, kommt es zwingend zu häufigen Infekten. Ob bei Ihnen ein Antikörpermangel (insbesondere IgA, Schleimhautantikörper) vorliegt, kann im Blut überprüft werden.

Die Therapie besteht in einer gesunden Lebensführung, der richtigen Ernährung und einer Anregung des Immunsystems.

Was haben die Hormone mit der Abwehr zu tun?

Das Hormonsystem hat einen immensen Einfluss auf unser Immunsystem. Viele der Hormone beeinflussen sich indirekt gegenseitig. Das Hormonsystem ist ein sehr komplexes System.

Falls Ihr Behandler hormonelle Ursachen bei Ihnen vermutet, lohnt sich der Gang zu einem Endokrinologen (Hormonspezialist). Dort werden verschiedene in Frage kommende Hormone untersucht und die zugehörigen Systeme angeschaut.

Der häufigste Übeltäter: die Schilddrüse

Falls die Abwehrschwäche einen hormonellen Ursprung hat, ist meistens eine Fehlfunktion der Schilddrüse dafür verantwortlich.

Hier kommt es sowohl zu Über- wie auch Unterfunktionen oder Schilddrüsenfunktionsstörungen. Sowohl die Über- wie auch die Unterfunktion sind im Blutbild oder über eine Szintigrafie nachweisbar. Eine Szintigrafie ist ein bildgebendes Verfahren, welches speziell zur Diagnose von Schilddrüsenerkrankungen genutzt wird.

Bei der Funktionsstörung ist die Schilddrüse an sich gesund und zeigt im Blutbild wie auch bei der Szintigraphie ganz normale Werte. Dennoch reagiert sie zu schnell und zu stark auf Reize. Die Hormonausschüttung schwankt. Funktionsstörungen werden mit ausgleichenden Therapien in Form von Tropfen und Tabletten oder auch mit der Neuraltherapie behandelt.

Hyper- oder Hypothyreose, was ist der Unterschied?

Eine Unterfunktion zeigt sich durch Müdigkeit, Antriebsschwäche und Konzentrationsstörung. Kühle Haut, brüchige Nägel, Gewichtszunahme, Appetitlosigkeit, Zyklusstörungen, Verstopfung und Immunschwäche sind weitere Anzeichen.

Auch eine Überfunktion der Schilddrüse macht dem Immunsystem zu schaffen. Menschen mit einer Überfunktion lassen ihre Lebenskerze an beiden Enden brennen. Durch die mangelnde Ruhe und die dauerhafte Alarmstellung des Körpers kommt es zu diversen gesundheitlichen Problemen.

Eine Sonderform ist der Morbus Hashimoto. Bei dieser Autoimmunkrankheit greift der Körper das Gewebe der Schilddrüse an. Je nach Aktivität der Krankheit kann es dadurch sowohl zur Unter- wie auch zur Überfunktion kommen, welche sich munter abwechseln können.

Die Schilddrüsenhormone T3 und T4 geben direkt Auskunft über die Funktion der Schilddrüse. Sind die Schilddrüsenhormone zu niedrig, ist Ihre Abwehrschwäche darin begründet. Die Ursachen für eine Unterfunktion können in der Schilddrüse selber (z. B. Morbus Hashimoto), in der Ernährung (Jodmangel) oder in der Steuerungsdrüse (Hypophyse) liegen. Um eine Schilddrüsenfehlfunktion durch die Hypophyse auszuschließen, wird im Blut das TSH (Thyreoidea Stimulierendes Hormon) gemessen.

Sind die Schilddrüsenhormone zu hoch, läuft der Körper die ganze Zeit auf Hochtouren. Man schwitzt, hat eine hohe Pulsrate, neigt zu Untergewicht und ist ganz allgemein sehr aufgedreht. Im Zusammenhang mit einer Immunschwäche spielt die Überfunktion jedoch kaum eine Rolle.

Auch die Geschlechtshormone spielen eine Rolle

Auch Östrogen, Progesteron und Testosteron haben einen erheblichen Einfluss auf unseren Stoffwechsel und somit auf das Immunsystem. Sind sie nicht in Balance, kommt es zu Krankheiten und Befindlichkeitsstörungen. Diese sind zum Beispiel Zyklusstörungen, Antriebsschwäche, Müdigkeit, Abwehrschwäche oder auch erhöhte Aggressivität (Testosteron).

Die Hormone lassen sich im Blut bestimmen und wenn nötig behandeln. Suchen Sie sich einen guten Endokrinologen (Hormonspezialist), der die nötigen Untersuchungen vornimmt.

Was, wenn es Krebs ist?

Krebszellen sind entartete Körperzellen. Diese entstehen durch Fehler in der Zellteilung oder schädliche Einflüsse von inner- und außerhalb (UV-Strahlung, Gifte, Viren etc.). Unser Immunsystem ist darauf getrimmt, solche fehlerhaften Körperzellen zu finden und zu zerstören.

Ist unser Immunsystem aus irgendeinem Grund überlastet, oder steigt die Anzahl an entarteten Zellen übermäßig an, kann es passieren, dass die Zellen des Immunsystems die Vernichtung dieser falschen Zellen nicht mehr schaffen. Es entsteht Krebs. Leiden Sie häufig unter Infekten, zusätzlich unter nächtlichem Schwitzen und haben in den letzten Wochen an Gewicht verloren, kann dies auf ein malignes (bösartiges) Geschehen hindeuten und muss dringend ärztlich abgeklärt werden!

Vor allem bei Leukämie (Lymphkrebs) kann eine Infektneigung das erste Anzeichen der Erkrankung sein. Je früher Krebs erkannt und behandelt wird, desto besser sind die Überlebenschancen.

Ist bei Ihnen Krebs bereits diagnostiziert worden und machen Sie derzeit eine Chemo- und/oder Strahlentherapie, ist die Infektanfälligkeit ein Stück weit normal. Hier ist es besonders wichtig, dass Sie auf eine gesunde Lebensweise und Ernährung achten. Des Weiteren sollten Sie Ihre Darmbakterien pflegen und etwas für die Darmflora einnehmen. Dies kann bei einem angegriffenen Magen-Darm-Trakt auch über Infusionen und Spritzen gemacht werden. Auch die regelmäßige Überprüfung der Vitamine, Mineralien und Spurenelemente (vor allem Selen) sind für eine erfolgreiche Behandlung sehr wichtig.

HIV und AIDS, müssen Sie sich testen lassen?

Jeder Mensch kann Träger des HI-Virus sein, ohne dass dies äußerlich sichtbar ist! Außerdem kann es bereits ausreichen, ein einziges Mal ungeschützten Geschlechtsverkehr zu haben, um sich anzustecken. Daher rate ich Ihnen dazu, mit jedem neuen Partner einen gemeinsamen HI-V-Test zu machen, bevor Sie ungeschützten Geschlechtsverkehr haben.

Falls Sie dies bisher nicht gemacht haben, holen Sie es nach. In den meisten Städten gibt es AIDS-Beratungsstellen, die solche Tests kostenlos anbieten.

Da eine möglichst frühe Therapie die Lebensqualität und -dauer deutlich erhöht, ist die frühe Diagnose so wichtig.

Meistens ist jedoch nicht HIV für die schwache Abwehr verantwortlich.

Ablauf der Krankheit

1 - 6 Wochen nach einer Infektion mit dem HI-Virus, kommt es zu leichtem Fieber, Lymphknotenschwellung, Kopf- und Gliederschmerzen und Müdigkeit. Die Symptome ähneln denen eines ganz normalen grippalen Infektes.

Danach kommt es zu einer Latenzzeit, in welcher sich das Virus im Blut vermehrt und dort nach und nach die Immunzellen zerstört. Diese Latenzphase verläuft oft relativ beschwerdefrei und kann unbehandelt Wochen, Monate oder sogar Jahre dauern. Das einzige Symptom einer HIV-Infektion kann sein, dass es öfter zu Fieber und Infekten kommt.

Daher sollten Sie, wenn Sie auffallend häufig Infekte haben, auch einen HIV-Test machen lassen.

Erst wenn das Virus sich im Körper genügend ausgebreitet hat, kommt es zum Vollbild: AIDS. Dieses ist geprägt durch spezielle sogenannte opportunistische Krankheiten, welche im Normalfall den Körper nicht stören. Sie machen sich die Immunschwäche des Körpers zunutze und breiten sich aus.

Meist wird der HI-Virus jedoch schon vorher erkannt und behandelt. Eine Heilung ist zum heutigen Zeitpunkt nicht möglich, jedoch ist die Lebensqualität mit Einnahme der üblichen Medikamente deutlich gestiegen und die Lebenszeit deutlich verlängert worden.

Der Zuckerspiegel und sein Einfluss auf das Immunsystem

Wenn Sie oft krank sind, insbesondere wenn Sie regelmäßig unter Harnwegsinfekten leiden, sollten Sie einen Diabetes ausschließen lassen.

Diabetiker haben immer eine erhöhte Infektgefahr. Je schlechter der Zucker eingestellt ist und je länger die Krankheit bestanden hat, desto größer ist die Immunschwäche. Diabetiker leiden vermehrt unter Atemwegsinfekten, Harninfekten und Infektionen von Haut- und Schleimhaut (Studie vom Netherlands Institute for Health Services Research). Die Hintergründe sind noch nicht alle geklärt.

Ein Grund scheint zu sein, dass der Zucker im Blut auch die roten Blutkörperchen verzuckert. Verzuckerte, rote Blutkörperchen sind starr und weniger geschmeidig als ihre normalen Artgenossen. Sie schädigen die Kapillaren, die feinen Blutgefäße, in denen der Austausch von Sauerstoff und Nährstoffen zum Gewebe hin stattfindet, durch welche sie hindurchfließen. Wenn die Kapillaren kaputt gehen, verschlechtert sich die Durchblutung im Gewebe. Eine schlechte Durchblutung bedeutet automatisch eine lokale Verminderung der Immunabwehr.

Außerdem wird der überflüssige Zucker über die Niere ausgeschieden. Der Zucker im Urin bietet Pilzen und Bakterien einen idealen Nährboden, wodurch es gerne zu Harnwegsinfekten und Pilzinfektionen im Urogenitalbereich kommt.

Dies gilt jedoch nicht nur für Diabetiker. Auch Menschen, deren Blutzuckerspiegel durch Ihre Ess- und Lebensgewohnheiten ständig etwas erhöht ist, haben dasselbe Problem. Außerdem entsteht bei einem dauerhaft erhöhten Blutzuckerspiegel eine Insulinresistenz. Die Bauchspeicheldrüse muss immer mehr Insulin ausschütten, bis es schlussendlich nicht mehr ausreicht. Ein echter Diabetes Mellitus Typ 2, auch als Altersdiabetes bekannt, ist entstanden.

Wie wird der Zucker im Körper gemessen?

Den Blutzucker kann man ganz einfach mit einem Stich in den Finger und dem entsprechenden Gerät messen. Die Messung geht schnell und unkompliziert. Da der Blutzucker jedoch immer nur eine momentane Aussage über den Zuckergehalt zulässt, lassen Sie den sogenannten HbA1c (Langzeitzucker) untersuchen. Er gibt Auskunft über den Blutzuckerspiegel der letzten Wochen. Somit kann er helfen, einen Diabetes zu diagnostizieren, wie auch dessen Verlauf zu beurteilen.

Falls der Langzeitzucker erhöht ist, reicht es oft schon, das Gewicht zu reduzieren. Dazu sind eine Ernährungsumstellung sowie verstärkte Bewegung nötig. Ist dies nicht ausreichend, müssen Tabletten zur Senkung des Blutzuckers genommen werden. Wenn diese den Zuckerspiegel auch nicht genügend absenken, muss Insulin gespritzt werden.

Herpes als Zeichen eines schwachen Immunsystems

90 % der erwachsenen Bevölkerung in Deutschland tragen den Herpes Simplex-Virus (Fieberbläschen) in sich. Normalerweise zieht das Virus sich in Nervenganglien (Nervenknotenpunkte) zurück und verbleibt dort, ohne Beschwerden zu verursachen.

Ist das Immunsystem lokal geschwächt, kann sich das Virus entlang des Nervs ausbreiten und im entsprechenden Hautgebiet zu den bekannten Bläschen führen.

Leiden Sie oft unter Herpes, muss unbedingt überprüft werden, was bei Ihnen für die evtl. lokale Immunschwäche verantwortlich ist.

Zum Beispiel kann UV-Licht die Immunabwehr lokal schwächen, so dass besonders nach einem Sonnenbad (auch wandern in den Bergen, Skifahren etc. bedenken!) gerne Fieberbläschen entstehen.

Diese Bläschen können Sie gut mit einem Lippenschutz mit Sonnenschutzfaktor verhindern. Empfehlen kann ich Ihnen hier einen Lippenpflegestift mit Echinacin und Lichtschutzfaktor 20. Dieser ist in jeder Apotheke erhältlich.

Falls Sie oft unter Herpesbläschen leiden, lassen Sie Zink und Vitamin D überprüfen. Sind diese zu niedrig, lohnt sich eine Substitution. Als Schnellhilfe eignet sich auch Lysin aus der Apotheke. Dieses wird in Form einer Tablette bereits beim ersten Anzeichen für Bläschen gekaut.

Hatten Sie Pfeiffersches Drüsenfieber?

Das Pfeiffersche Drüsenfieber (auf Englisch Kissing Disease) ist eine Krankheit, die durch das Epstein-Barr-Virus hervorgerufen wird. Die Durchseuchungsrate von erwachsenen Menschen in Deutschland liegt bei ca. 95 %.

Bei Kindern verläuft die Krankheit oft relativ symptomlos. Insbesondere bei Jugendlichen und Erwachsenen kann es zu Lymphknotenschwellungen, Fieber, Hals- und Mandelentzündungen, Muskel- und Kopfschmerzen und diversen anderen unspezifischen Symptomen kommen.

In der Regel heilt die Mononukleose innerhalb von 2 - 3 Wochen komplikationslos ab. Es gibt jedoch seltene Fälle, in denen sich die Krankheit über Monate oder sogar Jahre hinweg zieht.

Etwas häufiger kommt es in Folge einer durchgemachten Mononukleose zu einer generalisierten Schwäche, Müdigkeit und Infektanfälligkeit, welche bis zu einem Jahr dauern kann.

Ist das Pfeiffersche Drüsenfieber der Auslöser für eine solche vorübergehende Schwäche des Immunsystems, sollte unbedingt mit der Epstein-Barr-Nosode plus einer Anregung der Entgiftungsorgane, insbesondere der Lymphe, therapiert werden. Auch die Eigenblutbehandlung sowie die Ozonbehandlung können erfahrungsgemäß gut helfen.

Wie sieht es mit Borreliose/Zeckenbissfieber aus?

Borrelien sind Bakterien, welche über einen Zeckenbiss auf den Menschen übertragen werden können. Manchmal zeigt sich eine Infektion in den ersten Tagen mit einem Erythema Migrans, einer sogenannten Wanderröte. Diese Röte ist ringförmig um den Biss zu sehen und breitet sich langsam aus. Da der Zeckenbiss oft unbemerkt bleibt und auch das Erythema Migrans nicht immer vorhanden ist, sind Borrelien oft schwer zu diagnostizieren. Zusätzlich wird eine Diagnose durch die Erreger selber erschwert. Diese ziehen sich nämlich bevorzugt ins Körpergewebe zurück und können dann im Blut nicht oder nur schwer nachgewiesen werden. So kann auch bei Verdacht auf Borrelien der Erreger nicht immer nachgewiesen werden.

Umgekehrt gilt jedoch auch, nicht jeder Patient, dessen Blut Borrelienantikörper aufweist, leidet unter Borreliose. Es gilt sehr genau abzuklären, ob die gesundheitlichen Probleme vielleicht auch eine andere Ursache haben, auch wenn eine Borrelieninfektion besteht oder bestanden hat.

Was sind die Symptome der Borreliose?

Die Symptome einer Infektion sind sehr unterschiedlich und reichen von Muskel- und Gelenkschmerzen, Müdigkeit und Abgeschlagenheit bis hin zu rheumatischen Beschwerden und eben auch einer Infektanfälligkeit.

Durch diese unspezifischen Symptome kommt es vor allem bei unbemerkten Borrelieninfektionen oft zu langen Leidenswegen und unzähligen Arztbesuchen.

Wie wird die Borreliose therapiert?

Die Therapie der Borreliose gestaltet sich leider oft als sehr schwierig. Vor allem, wenn der Zeckenbiss nicht bemerkt wurde oder schon Jahre her ist, kann es schwierig sein, die Borrelien nachzuweisen.

Die normale Therapie auf eine Borrelieninfektion besteht aus einer mehrtägigen Antibiotikagabe, eventuell sogar in Form von Infusionen. Bei einer unbehandelten Borreliose kann es nach Jahren noch zu schwerwiegenden Symptomen und Nervenschädigungen kommen. Daher rate ich Ihnen im Falle einer Infektion dringend dazu, sich mit Antibiotika behandeln zu lassen.

Da sich die Borrelien im Gewebe, zum Beispiel im Kniegelenk, gut verstecken und auch abkapseln können, werden manchmal mit den Antibiotika nicht alle Erreger erreicht und abgetötet. Daher muss nach einer erfolgten Therapie eine Kontrolle im Blut, eventuell sogar in der Rückenmarksflüssigkeit gemacht werden. Falls die Borrelien nach wie vor vorhanden sind, muss die Antibiotikatherapie eventuell wiederholt werden.

Zusätzlich hat sich gerade für die chronische Borreliose eine Mischung aus Ausleitung, Nosodentherapie und Immunstimulation durch Eigenblut oder Ozonbehandlung bewährt. Auch gibt es gute Erfolge mit der wilden Karde und deren alkoholischen Auszügen. Eventuell kommen auch Zink und Vitamine zum Einsatz.

Die Leber und Ihre Aufgaben

Die Leber erfüllt verschiedene Aufgaben im Körper. Sie ist dafür verantwortlich, das Blut zu säubern, Giftstoffe zu entschärfen und abgestorbene Blutzellen und Nährstoffe aufzunehmen. Zusätzlich spielt die Leber eine Rolle im Zucker- und Fettstoffwechsel, bei der Speicherung von Vitaminen und in der Verdauung. Medikamente und Alkohol werden über die Leber abgebaut und in ungefährliche Substanzen umgewandelt. Ist die Menge an Giftstoffen zu groß, gehen Leberzellen kaputt und die Leber wird geschädigt. Abfallstoffe scheidet die Leber über die Gallenflüssigkeit aus oder macht sie nierengängig, damit die Niere sie ausscheiden kann. Sie ist unser wichtigstes Entgiftungsorgan. Somit spielt sie auch eine wichtige Rolle in unserem Immunsystem. Funktioniert die Leber nicht richtig, kann die Abwehr darunter leiden.

Was schadet der Leber?

Die Leber ist das einzige Organ, das nachwachsen kann. Die Regenerationsfähigkeit der Leber ist die höchste im ganzen Körper. So wächst zum Beispiel ein entfernter Leberlappen nach der Operation selber nach.

Daher schadet es der Leber nicht dauerhaft, wenn kurzzeitig zu viel Alkohol, Medikamente oder sonstige Giftstoffe im Blutkreislauf sind. Besteht diese Belastung jedoch über einen längeren Zeitraum, kommt es zu einem Zelltod, der nicht durch nachwachsende Zellen ausgeglichen werden kann. Die Leber fängt an, sich zu zersetzen und umzubauen. Erst wird Fett eingelagert (Fettleber), danach kommt es zu einer Vernarbung mit Umbau von Funktionsgewebe zu Bindegewebszellen (Leberzirrhose).

Ursachen für eine Leberzirrhose ist in 50 % der Fälle Alkohol. Hier zählen auch die Fuselalkohole bei einer Fehlbesiedlung im Darm dazu. Weitere Ursachen sind Adipositas (Fettsucht), Diabetes Mellitus (Zuckerkrankheit), chronische Leberentzündungen (vor allem Hepatitis B und C) und Stoffwechselkrankheiten wie z. B. Morbus Wilson (Kupferspeicherkrankheit).

Die Eisenspeicherkrankheit (Hämochromatose)

Bei der Eisenspeicherkrankheit wird im Dünndarm vermehrt Eisen aufgenommen. Dadurch kommt es zu einer Erhöhung des Eisengehaltes im Blut, mit Ablagerungen insbesondere in Herz, Milz, Schilddrüse, Leber und Bauchspeicheldrüse. Durch diese Ablagerungen können die Organe nicht mehr richtig arbeiten und werden in ihrer Funktion beeinträchtigt. Dies führt über verschiedene Regelkreise wieder zur Infektanfälligkeit.

Die Eisenspeicherkrankheit lässt sich im Blut nachweisen. Behandelt wird sie über Medikamente aus der Schulmedizin. Dazu kommen diätetische Maßnahmen. Im Grunde fällt alles darunter, was man bei Eisenmangel NICHT tun sollte. Zum Beispiel Milch und Schwarztee zu den Mahlzeiten trinken, kein Vitamin C in Form von Orangensaft zum Essen. Alkohol steigert auch die Eisenaufnahme und sollte möglichst gemieden werden. Falls der Ferritinspiegel zu hoch ist, macht man auch Aderlässe.

Rheumatische-, atopische und Autoimmun-Krankheiten

Das Thema Allergien und Immunabwehr habe ich bereits im Kapitel Allergien (Seite 89) ausführlich beschrieben. Die gleichen Zusammenhänge zwischen Überreaktion der Abwehr auf der einen und Unterreaktion auf der anderen Seite gibt es auch bei Krankheiten aus dem rheumatischen Formenkreis (Rheuma, Fibromyalgie), dem atopischen Formenkreis (Neurodermitis, Asthma, Heuschnupfen, Nesselsucht) und bei Autoimmunkrankheiten (Morbus Hashimoto, Schuppenflechte, Diabetes Mellitus Typ 1 etc.).

Alle diese Krankheiten zeichnen sich dadurch aus, dass das Immunsystem ungefährliche oder sogar körpereigene Stoffe und Zellen angreift. Die dabei entstehende Entzündung schädigt wiederum Zellen, Gewebe und Organe. Dies kann so weit gehen, dass das Gewebe oder das Organ komplett zerstört wird. Im Falle von Diabetes Mellitus Typ 1 wird die Bauchspeicheldrüse geschädigt. Morbus Hashimoto betrifft die Schilddrüse.

Wie sieht die Therapie aus?

Wenn das Immunsystem seine ganze Energie auf falsche Strukturen verwendet, bleibt zu wenig Energie für die Bekämpfung von tatsächlich gefährlichen Eindringlingen. Dann häufen sich Infekte vor allem im Atem- und Urogenitaltrakt.

In diesem Fall nützt es auch nichts, die Immunabwehr generell zu steigern. Würde man dies versuchen, könnte es sogar die Grundkrankheit drastisch verschlimmern. Deshalb ist eine allgemeine Immunsteigerung kontraindiziert!

Vielmehr geht es bei solchen Krankheiten darum, dem Körper einerseits „Luft" zu verschaffen durch Darmsanierung, Ernährung, Bewegung, psychischer Ausgeglichenheit etc. Andererseits muss das Immunsystem wieder ins Gleichgewicht gebracht werden indem es reguliert wird.

In der Naturheilkunde gibt es verschiedenen Regulationstherapien. Dazu gehören zum Beispiel verschiedene Phytotherapeutika (pflanzliche Mittel), Homöopathika (homöopathische Mittel), Eigenblutbehandlung oder auch Ozontherapie.

Bei den meisten rheumatischen Krankheiten muss der Körper entsäuert und entgiftet werden.

Selbstverständlich gehört auch hier wieder die Suche nach der Ursache dazu. Das heißt, es gilt Störfelder zu suchen, die Darmflora anzuschauen und eine Schwermetallbelastung abzuklären. Parallel werden die Schwachpunkte des Körpers gesucht und in ihrer Funktion unterstützt. Hier können Leber, Niere, Herz etc. betroffen sein.

Therapieblockade: Warum passiert trotz Therapie nichts?

Wenn trotz **korrekter** Untersuchung und Behandlung keinerlei Erfolge sichtbar sind, kann dies zwei Ursachen haben. Der erste Grund könnte sein, dass sich der Patient nicht an die vereinbarte Therapie hält. In diesem Fall kann der Behandler versuchen, den Grund dafür zu finden, um die Compliance (Mitarbeit) des Patienten zu verbessern. Wenn dies nicht der Fall ist, gibt es noch eine weitere Möglichkeit. Irgendwo im Körper liegt eine Therapieblockade vor, welche verhindert, dass die gewählte Therapie und Behandlung wirkt.

Welche Arten von Therapieblockaden gibt es?

Therapieblockaden können in vier Gruppen aufgeteilt werden:

1. Energiemangel
2. Gestörte Reizaufnahme oder Überempfindlichkeit
3. Schwermetalle
4. Störfelder

Energiemangel

Ein Körper, welcher überhaupt keine Energiereserven mehr hat, kann auf Reize nicht reagieren. Dann werden auch die unterschiedlichsten Therapien nicht zum Erfolg führen. Um diesen Körper wieder reaktionsfähig zu machen, muss also erst einmal Energie zugeführt werden respektive die „Energieräuber“ identifiziert und unschädlich gemacht werden. Dies kann sowohl auf der psychischen, wie auch auf der körperlichen Ebene nötig sein.

Um dem Körper wieder Energie zu geben, sollten Sie auf genügend Schlaf und ein angemessenes Verhältnis zwischen Anspannung und Entspannung achten. Auch eine Ernährungsumstellung, eventuell sogar auf Schonkost, ist hilfreich. Sport ist in dieser Phase wenig ratsam. Wenn, dann höchstens in Form von Spaziergängen oder ähnlichem.

Weiterhin kann man mit Infusionen (Vitamine, Mineralien, Entsäuerung) wie auch mit Spritzen sehr gut helfen. Die Infusionen haben den Vorteil, dass schnell viele Vitalstoffe zur Verfügung stehen, Spritzen hingegen nutzen die Synergie zwischen dem Stoff der gespritzt wird und der Wirkung durch die gespritzten Akupunkturpunkte. Welche Methode sinnvoller ist oder ob eine Kombination gemacht werden sollte, entscheidet der Behandler.

Falls Sie zu den Menschen gehören, deren Energiereserven leer sind, brauchen Sie etwas Geduld. Sobald Ihr Körper wieder über genügend Energie verfügt, kann mit der Therapie ganz normal begonnen werden.

Gestörte Reizaufnahme/Überempfindlichkeit

Ein Körper, der schon auf kleinste Reize reagiert, kann mit einer normalen Therapie oder Dosierung so „überfahren“ werden, dass einfach gar nichts passiert. Hinweise auf eine gestörte Reizaufnahme oder Überempfindlichkeit findet man einerseits im psychischen Bereich. Diese Patienten sind oft weinerlich oder schnell überfordert. Im physischen Bereich macht es sich durch Rötung der Haut bei leichter Berührung, hektische Flecken oder Zittern bemerkbar. Wenn Sie zu dieser Gruppe gehören, informieren Sie Ihren Behandler bitte unbedingt VOR Beginn der Therapie. Ihr Behandler kann die Dosierung, Art und Häufigkeit dann darauf anpassen.

Schwermetalle

Wie im Kapitel Schwermetalle (Seite 107) bereits beschrieben, führt auch eine Schwermetallbelastung dazu, dass der Körper nicht oder nicht angemessen auf Reize reagieren kann.

Ist dies bei Ihnen der Fall, müssen Schwermetalle ausgeleitet werden, bevor die Therapie Erfolge zeigen kann.

Störfelder

Störfelder können Narben, Erregerreste, chronische Entzündungen oder auch psychischer Natur sein. Was Störfelder sind, wie diese diagnostiziert und behandelt werden, finden Sie im Kapitel Störfelder (Seite 103).

Chronische Entzündungen im Atemtrakt

Entzündungen und Infekte im Atemtrakt bilden den Löwenanteil der Infektskrankheiten.

Als allgemeine Therapie für die Atemwege empfehle ich Soleinhalationen, Nasenduschen und Dampfbäder (siehe Kapitel Balneologie Seite 70).

Ständig Mandelentzündungen, was tun?

Bei ständig entzündeten Mandeln, sollten Sie in der entzündungsfreien Zeit an Mandelspritzen denken. Hier wird mit einer dünnen Nadel etwas Procain oder Lidocain an die Mandeln, speziell an die Mandelnarben injiziert. Damit kann die Mandelregion wieder entstört werden. Die Lymphe fließt frei und die Immunabwehr kann die Arbeit im Mundraum ungestört aufnehmen.

Auch Ölziehen kann im Zahn- und Mundbereich hilfreich sein. Dabei wird nach dem Aufstehen 20 Minuten lang ein Esslöffel Speiseöl im Mund hin und her bewegt und durch die Zähne gezogen. Das Öl hindert Bakterien und Pilze, speziell Candida Aalbicans, daran, sich auszubreiten und bekämpft damit Entzündungen auf ganz natürlichem Wege. Wird das Ölziehen über längere Zeit gemacht, sollte hin und wieder das Öl gewechselt werden. In Studien wurden bisher Sesamöl, Kokosöl und Sonnenblumenöl getestet und als wirksam befunden.

Die Ohren tun weh!

Falls Sie unter immer wiederkehrenden Mittelohrentzündungen leiden, sollten Sie durch einen HNO-Arzt abklären lassen, ob eventuell Polypen vorhanden sind oder Sie an einer Nasenscheidewandverkrümmung leiden. Polypen können auch naturheilkundlich behandelt werden. Falls die Ursache eine verkrümmte Nasenscheidewand ist, müsste diese operiert werden. Sind die Nebenhöhlen ständig entzündet, lohnt sich der Gang zu einem Zahnarzt. In einer Panoramaaufnahme, einer Röntgenaufnahme sämtlicher Zähne, kann festgestellt werden, ob ein Zahnhals in die Kieferhöhle hineinragt und die Ursache für die Probleme sein kann.

Husten, Husten, Husten

Falls bei Ihnen immer wieder Bronchititden oder gar Lungenentzündungen auftreten, sollten Sie sich Atemgymnastik verschreiben lassen. Die richtige Be- und Entlüftung Ihrer Lunge kann hier sehr hilfreich sein. Selbstverständlich sollten Sie bei Lungenproblemen auch mit dem Rauchen aufhören, sowie die Luftfeuchtigkeit, vor allem im Schlafbereich, kontrollieren.

Magendarmtrakt: ständig Bauchschmerzen und Durchfälle

Wenn Ihr Schwachpunkt der Bauchraum ist, bildet die die Darmsanierung die Grundtherapie.

Als zweites müssen die Essensgewohnheiten angeschaut werden. Was wird gegessen? Ist die Kost ausgewogen? Reagiert der Körper eventuell aufgrund einer Nahrungsmittelunverträglichkeit? Dann hilft Ihnen ein Nahrungsmitteltagebuch. Wie wird gegessen? Wird alles unter Zeitdruck verschlungen? Wird genügend gekaut? Wenn Sie an ein oder zwei Schrauben drehen und Ihre Essgewohnheiten ändern, können Sie oft Abhilfe schaffen.

Von Mund und Magen

Die Verdauung beginnt im Mund. Wenn nicht ordentlich gekaut wird, fehlen die Arbeitsschritte später und der Magendarmtrakt kann auf Dauer überfordert werden. Ist genügend Magensäure vorhanden? Magensäure ist nicht nur wichtig, um unsere Speisen zu verdauen, sie tötet aufgrund ihres starken Säuregehaltes auch Erreger ab. Findet dies nicht statt, gelangen Erreger in den Darm, wo sie zu Entzündungen und Durchfällen führen können.

Weiter ist abzuklären, ob schädliche Bakterien im Magen (Helicobakter Pylori) vorhanden sind. Wenn ja, müssen diese behandelt werden.

Funktionieren Leber, Galle und Bauchspeicheldrüse?

Funktionieren Leber, Galle und Bauchspeicheldrüse einwandfrei? Die Leber wird über die Galle nicht nur Abfall- und Giftstoffe los. Sie führt der Gallenflüssigkeit auch Bestandteile zu, welche vor allem für die Fettverdauung benötigt werden. Ist die Leber in ihrer Funktion eingeschränkt oder der Gallefluss durch Entzündungen, Steine oder Einengungen behindert, kommt die Verdauung durcheinander. Eine veränderte Gallenzusammensetzung oder Gallenfluss beeinflusst die Verdauung massiv und führt zu Problemen wie Blähungen, Verstopfung, oder auch Fettdurchfällen.

Dasselbe gilt für die Bauchspeicheldrüse Diese produziert Enzyme, welche unter anderem für die Verdauung von Kohlenhydraten benötigt werden. Ist die Bauchspeicheldrüse in ihrer Arbeit behindert, kommt es zu Verdauungsproblemen. Eine Schwächung des Darmes über die Veränderung des pH-Wertes führt wiederum zu einer schlechteren Abwehr gegen Erreger. Zusätzlich führen schlecht verdaute Speisen zu Gärungs- und Fäulnisprozessen im Darm, welche wiederum die Abwehr schwächen.

Zur Unterstützung von Leber und Bauchspeicheldrüse sind zum Beispiel warme Wickel geeignet. Diese werden 20 - 30 Minuten vor dem Essen auf den Bauch gelegt. Die Leber befindet sich rechts, die Bauchspeicheldrüse links leicht oberhalb des Bauchnabels. Bitterstoffe regen zusätzlich den Fluss von Verdauungssäften an. Daher kommt auch der bittere Aperitif vor dem Essen, wobei Alkohol die Verdauung aber eher hindert. Tees und Tropfen führen über die bittere Geschmacksempfindung im Mund zu einer besseren Wirkung, als Bitterstoffe in Kapsel- und Tablettenform.

Das Leid mit Niere und Blase

Jeder, der schon einmal eine Blasenentzündung hatte, weiß, wie schmerzhaft diese sein können. Meist wird eine Blasenentzündung durch Bakterien aus dem Genitalbereich ausgelöst. Wenn eine Blasenentzündung nicht ausheilt, können die Bakterien aufsteigen und es kommt zur Nierenentzündung. Die Nierenentzündung ist sehr gefährlich, sie greift das Nierenparenchym (Nierenzellen) an und kann unbehandelt zu schweren Schäden führen.

Während die Blasenentzündung ohne Fieber verläuft, kommt bei einer Nierenentzündung ein schweres Krankheitsgefühl mit Fieber hinzu. Außerdem sind die Nieren sehr schmerzempfindlich. Beim Gehen kommt es durch die Erschütterung zu Schmerzen. Dies kann man zu Testzwecken durch das Runterspringen von einer Treppenstufe provozieren. Auch auf Klopfen am Rücken reagieren die Nieren mit Schmerzreizen.

Ursachen für Blasenentzündungen

Eine falsche Intimhygiene kann die Ursache für Entzündungen sein. Generell soll der Scheidenbereich der Frau sauer sein. Wird der pH-Wert durch häufiges oder Waschen mit einer normalen Seife gestört, können sich schädliche Bakterien und Pilze ausbreiten. Dies wird verhindert, indem nur mit Wasser oder wenn nötig mit einer speziellen Intimseife gewaschen wird.

Sie sollten auch auf eine korrekte Putzrichtung beim Toilettengang achten. Wird von Hinten nach vorne geputzt, können Bakterien aus dem

Darm in den Scheidenbereich gelangen und dort über die Harnröhre zu Blasenentzündungen führen!

Um das Risiko für Entzündungen zu vermeiden, sollten Sie nach dem Geschlechtsverkehr auf die Toilette gehen.

Falls Sie von häufigen Blasenentzündungen betroffen sind, lassen Sie Ihre Darmflora überprüfen. Eine fehlerhafte Darmflora kann zu einer fehlerhaften Intimflora führen. Wird dann nur der Intimbereich behandelt, tritt die Fehlbesiedlung trotzdem immer wieder auf.

Über den Zusammenhang von Blase und Füßen habe ich bereits geschrieben. Wenn Sie ständig kalte Füße haben, ist auch die Schleimhaut der Blase und Harnröhre schlecht durchblutet, die Gefahr für Infekte steigt.

Dasselbe gilt für nasse Badesachen: Diese kühlen den Genitalbereich aus. Die schlechte Durchblutung bedeutet, dass auch weniger Abwehrzellen vor Ort sind und die Bakterien können sich leichter ausbreiten.

Therapie des Urogenitaltraktes

Um die Scheidenflora zu korrigieren, empfehle ich spezielle Scheidenzäpfchen aus der Apotheke. Alternativ können Sie auch selber Joghurttampons herstellen und anwenden. Hierzu wird ein Tampon in Natur-Biojoghurt getaucht und anschließend eingeführt.

Falls Sie zu Blasenentzündungen neigen, sollten Sie dies auch unbedingt vorsorglich nach jeder Antibiotikakur machen!

Wenn Sie trotz korrekter Intimhygiene, Darmsanierung und warmen Füßen oft Blasenentzündungen haben, sollten Sie Ihren Behandler auf Autovaccine ansprechen. Das sind Medikamente, welche aus Ihren Keimen hergestellt werden. Diese werden gespritzt oder oral eingenommen. Die Autovaccine zeigen dem Körper und somit dem Immunsystem immer wieder, welche Erreger bekämpft werden müssen und steigern somit die Abwehrleistung speziell für diese Keime.

Medikamente und ihr Einfluss auf die Abwehr

Ein Grund dafür, warum Ihr Immunsystem seine Arbeit nicht korrekt ausübt, kann die Einnahme von bestimmten Medikamenten sein. Gerade Entzündungshemmer wie z. B. Kortison, Rheumamittel, Schmerzmittel oder auch Krebsmedikamente haben einen Einfluss auf Ihre Abwehr. Falls Sie seit Beginn einer Medikamenteneinnahme unter einer Abwehrschwäche leiden, sollten Sie mit Ihrem Behandler sprechen und gegebenenfalls das Medikament oder die Dosierung ändern. Machen Sie dies nicht im Alleingang, das könnte schwer wiegende Folgen haben!

Auch die Einnahme von Antibiotika kann das Immunsystem schwächen. Antibiotika töten Bakterien. Dabei kann das Medikament nicht zwischen guten und schlechten Bakterien unterscheiden. Das heißt, dass auch im Darmbereich Teile der Darmflora abgetötet werden. Da die Darmflora direkt das Immunsystem im Darm beeinflusst und dieses 80 % der gesamten Immunabwehr stellt, sollte nach einer Antibiotikaeinnahme immer die Darmflora wieder aufgebaut werden. Ansonsten können sich nach dem „Kahlschlag“ unter Umständen die schlechten Darmbakterien vermehren. Näheres zum Thema Darmflora und Darmsanierung lesen Sie im Kapitel Darmsanierung (Seite 84).

Antibiotika ja, aber bitte richtig!

Ein Wort noch zum Thema Antibiotika. Antibiotika töten Bakterien und nur Bakterien. Sie helfen weder gegen Viren, noch gegen Pilze oder sonstige Erreger. Antibiotika sind ein wahrer Segen für uns und können lebenswichtig sein. Jedoch sollten Sie beachten, dass ein zu häufiger Einsatz und eine falsche Einnahme zu resistenten Bakterien führt. Das heißt: Beim nächsten Kontakt mit diesen Antibiotika, wird das Bakterium nicht mehr abgetötet. Es ist sozusagen immun dagegen geworden.

Wird Ihnen ein Antibiotika verschrieben, sollten Sie ganz sicher sein, dass Sie auch unter einer bakteriellen Infektion leiden. Der größte Teil der Atemwegsinfekte und Erkältungen wird durch Viren ausgelöst. Hier nützen Antibiotika überhaupt nicht, im Gegenteil. In Deutschland neigen Behandler dazu, als erste Maßnahme Breitbandantibiotika, die gegen möglichst viele Bakterien helfen, zu verschreiben. Dies hat zur Folge, dass immer mehr Bakterien gegen diese Antibiotika resistent werden und dann im schlimmsten Fall nicht mehr helfen. Deswegen gilt: Erst ein normales, wenn das nichts hilft ein Breitbandantibiotikum. Am allerbesten wäre es, wenn vorher getestet wird, ob die Antibiotika gegen die vorhandenen krankmachenden Bakterien helfen.

Wenn Sie mit der Antibiotikaeinnahme angefangen haben, nehmen Sie es unbedingt zu Ende! Auch, wenn Sie sich bereits vorher besser fühlen sollten. Dies ist nötig, um wirklich ALLE Bakterien abzutöten, ansonsten können die überlebenden Bakterien bei der nächsten Antibiotikagabe resistent sein.

16 Wie kommt man den Ursachen auf die Spur?

Es gibt verschiedenste Methoden, um einen Körper und seine Schwachstellen zu untersuchen. Dazu gehören grundsätzlich immer die Anamnese (Befragung), das Anschauen, das Abhören und das Abtasten (Lymphknoten nicht vergessen!).

Insbesondere bei einer plötzlich auftretenden Immunschwäche müssen schwere Krankheiten wie Krebs, HIV oder Diabetes ausgeschlossen werden.

Belassen Sie es nicht bei einer Selbstdiagnose und versuchen Sie nicht, sich selbst zu behandeln. Eine echte Infektanfälligkeit kann ohne Ihre Mitarbeit nicht gelöst werden, gehört jedoch immer in die Hände eines erfahrenen Behandlers.

Auch in der Naturheilkunde nimmt das Labor eine große Rolle ein. Stuhluntersuchungen (Blut, Darmflora, Enzyme), Blutuntersuchungen (siehe Kapitel Blutbild Seite 143) und Harnuntersuchungen gehören in den meisten Praxen zum Alltag.

Weiterhin liefern Methoden wie die Augendiagnose, Antlitzdiagnose, Reflexzonendiagnose, Elektroakupunktur nach Voll oder die Kinesiologie Hinweise auf bestehende Schwachstellen im Körper.

Am Anfang steht oft ein Blutbild

Wenn Sie seit längerem unter einer Infektanfälligkeit leiden, rate ich Ihnen dringend dazu, ein Blutbild machen zu lassen. Kommt bei diesem Blutbild nichts oder nichts Gravierendes heraus, und geht es Ihnen trotz fachgerechter Behandlung nicht besser, empfehle ich unbedingt einen HIV-Test und eventuell Tumormarker zu überprüfen.

Was soll im Blutbild getestet werden?

- **Kleines Blutbild:** Anzahl der roten und weißen Blutkörperchen, deren Zustand und Größe
- **Differentialblutbild:** gibt Auskunft über die Aufteilung der weißen Blutkörperchen
- **Leber:** Alkalische Phosphatase, GOT und GammaGT geben über die Menge der Zellen Auskunft, die täglich abstirbt
- **Niere:** Kreatinin, Harnsäure und Harnstoff zeigen die Leistungsfähigkeit der Niere
- **Eisen:** Hb und Ferritin geben Aufschluss über den Eisengehalt im Blut und des Speichers
- **Schilddrüse:** T3, T4 und TSH geben Auskunft über die Schilddrüsenfunktion
- **Entzündungswerte:** CRP, BSG geben Aufschluss über im Körper vorhandene Entzündungen
- **Fett:** Triglyceride, HDL, LDL
- **Mineralien:** Mg, Ca, K, Zink, Kupfer, Selen, um eventuelle Mängel auszuschließen
- **Zucker:** Blutzucker und HbA1c (Langzeitzucker)

Urin und die Arbeit der Nieren

Die Nieren sind zuständig für die Reinigung und das Filtern unseres Blutes. Dabei müssen sie nicht nur Abfallstoffe aus dem Körper heraus schaffen, sondern auch dafür sorgen, dass für uns wichtige Mineralien und Eiweiße zurück ins Blut gelangen.

Außerdem spielen sie eine Rolle bei der Regulierung von Salz- und Wassergehalt unseres Körpers, beim Blutdruck und der Produktion verschiedener Hormone. Wie im Kapitel pH-Wert (Seite 43) beschrieben, sind auch hier die Nieren wichtig.

Um diese Aufgaben zu erfüllen, leisten die Nieren Schwerstarbeit. In 24 Stunden fließen 1500 Liter Blut durch die Nieren und werden dort gereinigt. Das heißt, unser Blut fließt innerhalb eines Tages rund 300 mal durch die Nieren.

Wenn die Nieren nicht mehr richtig arbeiten

Sind die Nieren geschädigt oder überfordert, kann dies verschiedene Folgen haben:

1. der Körper verliert zu viel Wasser
2. der Körper behält zu viel Wasser zurück
3. Abfallstoffe lagern sich im Gewebe ab
4. Eiweiße und Mineralien gehen über die Niere verloren
5. der Blutdruck steigt

Urin, nur ein Abfallstoff?

Urinuntersuchungen haben in der Naturheilkunde einen hohen Stellenwert. Ob Urinstick, Harnüberschichtung, Harnkochung oder Schwermetalluntersuchung, der Urin kann uns vieles über den Körper und seine Funktionen verraten.

Der **Urinstick** ist ein kleiner Papierstreifen, der in Urin getaucht wird. Je nach Veränderung der Farben in den einzelnen Feldern, gibt er Auskunft über die Zusammensetzung (pH-Wert, Blut, weiße Blutkörperchen, Harnsäure, Zucker etc.) des Urins.

Bei der **Harnkochung** und der **Harnüberschichtung** wird der Urin mit verschiedenen Chemikalien gemischt. Anhand der Farbveränderungen lässt sich die Funktionalität einzelner Organe beurteilen. Das heißt, Leber- oder Pankreasschwächen sowie auch der Zustand der Darmflora können hier erkannt werden.

Was ist ein Dunkelfeldmikroskop?

Die Dunkelfeldmikroskopie ist eine Variante der Lichtmikroskopie. Der Hintergrund bei dieser Form ist Dunkel, das zu untersuchende Material hebt sich hell davon ab. Dadurch ist es möglich, auch durchsichtige Strukturen anzuschauen, ohne sie vorher einzufärben.

Für die Untersuchung mittels Dunkelfeldmikroskop wird Ihnen etwas Blut abgenommen und auf einen Objektträger getropft. Dann wird der Objektträger auf das Mikroskop gelegt und das Blut untersucht.

Der Vorteil dieser Methode ist, dass man damit Blut im lebenden Zustand anschauen und beurteilen kann. Man sieht, ob die Immunzellen sich bewegen, ob sie arbeiten, wie die Blutzellen geformt sind und vor allem: wie schnell sie absterben. Gerade für die Beurteilung der Immunleistung ist dies sehr interessant.

Die Dunkelfeldmikroskopie eignet sich auch sehr gut zur Verlaufskontrolle.

Was ist die Antlitzdiagnose?

Bei der Antlitzdiagnose wird hauptsächlich das Gesicht beurteilt. Dabei schaut man auf Farbveränderungen (Augenringe, Rötungen), Ablagerungen (Pigmente, Depots), Schwellungen (Stau), Dellen (Schwäche) und Linien.

Einerseits zeigen Ablagerungen je nach Farbe auf bestimmte Organe, andererseits ist das Gesicht auch in Reflexzonen eingeteilt. Je nachdem, wo nun Schwellungen, Linien oder Rötungen auftreten, sind es Hinweise auf die entsprechenden Organe und deren Funktionalität.

Werden über die Antlitzdiagnose Schwachpunkte gefunden, können diese therapiert werden.

Die Antlitzdiagnose ist eine Hinweisdiagnose und ersetzt in keiner Weise eine körperliche Untersuchung und Anamnese.

Augendiagnose und Irisdiagnose, was ist denn das?

Im Gegensatz zur Irisdiagnose wird in der Augendiagnose nicht nur die Iris, sondern das ganze Auge angeschaut. Das heißt, auch Sklera (Augenweiß) und Augenlider werden für die Diagnose beurteilt.

Bei der Irisdiagnose wird die Iris in verschiedene Reflexzonen aufgeteilt. In diesen Reflexzonen werden die einzelnen Organe repräsentiert. Strukturelle Veränderungen (Schwellungen der Fasern, Defekte, Adern) aber auch Flecken und Pigmente können Hinweise auf Schwachstellen liefern. Ob eine Schwachstelle genetisch ist oder erworben wurde, kann nicht beurteilt werden.

Nicht alle Krankheiten werden im Auge repräsentiert. Auch ob eine Krankheit akut, chronisch oder eventuell schon lange vorbei ist, ist nicht immer klar sichtbar.

Durch die Veränderungen im Auge erhält Ihr Behandler jedoch Anhaltspunkte dafür, was Ihre Schwachstellen sind und kann diese dann als Grundtherapie mit in Ihre Behandlung einbeziehen.

Auch die Augendiagnose ist lediglich eine Hinweisdiagnose und ersetzt keine körperliche Untersuchung!

Krebs im Auge erkennen?

An dieser Stelle noch ein Warnhinweis an alle Patienten: In Ihren Augen kann NICHT gesehen werden, ob Sie Krebs haben oder an Krebs erkranken werden! Solche Aussagen sind unseriös und fahrlässig.

Es gibt Zeichen, die bei malignen Erkrankungen häufiger vorkommen als andere. Wenn Sie solche Zeichen im Auge besitzen, kann es daher durchaus vorkommen, dass Sie nach einer Augendiagnose zur Darmspiegelung oder Mammographie geschickt werden.

Da es aber sowohl Krebspatienten ohne entsprechende Zeichen, wie auch Menschen mit Zeichen in den Augen gibt, die keinen Krebs haben, kann nie eine absolute Aussage dazu getroffen werden.

Sind bei Ihnen Warnzeichen vorhanden, ist es umso wichtiger, gesund zu leben und Ihre Schwachstellen zu pflegen, damit es nicht zum Krebs kommen wird!

17 Welche Therapien stärken Ihr Immunsystem?

Den dritten Teil meines Buches möchte ich speziellen naturheilkundlichen Therapieformen widmen, die bei Störungen des Immunsystems besonders gut wirken. Die meisten Therapien habe ich bereits bei den einzelnen Ursachen beschrieben. Dieses Kapitel soll Ihnen einen allgemeinen Überblick über die grundlegenden naturheilkundlichen Therapieformen geben.

Es kommen hierbei sowohl abwehrsteigernde als auch modulierende Behandlungen zum Zuge. Einige der Therapien helfen zwar schnell, sind aber auch teuer in der Anwendung. Dafür muss man bei vielen günstigeren Alternativen länger Geduld haben, bis sich ein Erfolg zeigt.

In der Regel gibt man dem Körper 2 - 3 Monate Zeit, um auf eine Therapie zu reagieren. Findet nach dieser Zeit keine Besserung statt, muss die Therapie entweder abgeändert, oder eine Therapieblockade gesucht werden.

Umstimmungs-, Regulations- und Reiztherapie

Wenn das Immunsystem nicht im Gleichgewicht ist, kommt es zu verschiedensten Problemen. Auf der einen Seite stehen Infekte, welche durch Viren, Bakterien und Parasiten ausgelöst werden. Diese tauchen vermehrt bei einem schwachen oder ineffektiv arbeitenden Immunsystem auf. Auf der anderen Seite stehen Entzündungen und degenerative Erkrankungen (Autoimmunkrankheiten), welche der Körper selber verursacht. Dazu kommt es, wenn das Immunsystem harmlose oder sogar körpereigene Substanzen und Zellen als gefährlich einstuft, und bekämpft. Oft treten beide Seiten eines fehlgeleiteten Immunsystems gemeinsam auf. Der Körper verwendet seine ganze immunologische Energie zur Bekämpfung von normalen Zellen, während sich tatsächliche Erreger ungehindert ausbreiten können. In diesem Falle ist das Immunsystem nicht wirklich geschwächt, sondern lediglich fehlreguliert. Das Ziel ist hier, die überschießende Reaktion des Körpers zu dämpfen und die frei werdende Energie zu den richtigen Stellen zu führen.

In der Naturheilkunde stehen hierzu verschiedene Umstimmungs- oder auch Reiztherapien zur Verfügung. Dazu gehören bereits besprochene Therapieformen wie Sauna, Kneipp und Co und die Darmsanierung, aber auch Eigenblutbehandlung, Ozontherapie, Homöosiniatrie, Thymustherapie und Phytotherapie werden hier erfolgreich eingesetzt.

Umstimmungstherapien setzen im Körper einen Reiz, um das gewünschte Ergebnis zu erzielen. Daher kann es im Rahmen der Therapie erst mal zur Reaktivierung von alten Herden, zu Fieber oder auch Schmerzen und Ausschlägen kommen. Diese Antworten auf die gesetzten Reize sind grundsätzlich positiv zu werten: Der Körper reagiert!

Da es aber auch bei einer Überforderung durch zu starke Reize zu Problemen kommen kann, müssen die Reaktionen durch einen Behandler kontrolliert werden.

Was passiert bei der Eigenbluttherapie?

Der Sinn der Eigenblutbehandlung besteht darin, dass sich der Körper mit den Bestandteilen des eigenen Blutes auseinander setzen muss. Durch die Mischung mit einem Medikament wird das Blut in seiner Zusammensetzung verändert. Die Injektion in den Muskel führt dazu, dass das Blut vom Körper abgebaut werden muss, weil es nicht in den Muskel gehört. Dadurch muss sich die Abwehr genau mit den Bestandteilen des Blutes auseinander setzen und reguliet sich so selber.

Die Eigenbluttherapie wird entweder oral über Tropfen oder parenteral über Spritzen durchgeführt. In der Regel wird über die Vene etwas Blut (1 - 2 ml, Menge mit jedem Mal steigend) abgenommen, mit einem homöopathischen Mittel gemischt, und dem Patienten auf der anderen Körperseite in den Gesäßmuskel reinjiziert.

Die Eigenbluttherapie kann auch oral erfolgen. Das Blut wird in der Apotheke mit einer Alkohollösung oder Phytotherapeutika (pflanzlichen Mitteln) vermischt und dann verschüttelt. Diese Mischung bekommt der Patient mit nach Hause und nimmt sie dort täglich ein.

Ozontherapie: ein wahrer Alleskönner

Ozon ist ein Reizgas. Über die Atemwege aufgenommen, führt es zu Hustenreiz, Kopfschmerzen, tränenden Augen und einer verschlechterten Lungenfunktion.

Zudem wirkt Ozon durchblutungsfördernd, immunstimulierend und entzündungshemmend. Ozon hat außerdem eine desinfizierende Wirkung. Es tötet Viren, Pilze und Bakterien. Dies macht man sich zum Beispiel in Schwimmbädern oder bei Zahnbehandlungen zu nutze.

Reagiert Ozon mit Blutzellen, werden die Fließfähigkeit des Blutes verbessert und die Sauerstoffversorgung des Gewebes erhöht.

Es gibt verschiedene Arten, wie Ozon medizinisch angewendet werden kann. Die häufigsten hierbei sind die kleine Eigenblutbehandlung, die große Eigenblutbehandlung (GEB, auch große Blutwäsche genannt), ozonisiertes Olivenöl auf infizierte Wunden und die Beutelbegasung. Die Beutelbegasung wird bei schlecht heilenden Wunden, Operationswunden und offenen Beinen (Ulcus cruris) eingesetzt und ist im Rahmen dieses Buches nur wenig relevant.

Wie bei jeder Behandlung gibt es auch für die Ozontherapie Kontraindikationen. Diese sind zum Beispiel Blutgerinnungsstörungen, Anämie, Schilddrüsenüberfunktion, akuter Herzinfarkt und Schlaganfall. Bitte wenden Sie sich für genauere Informationen an Ihren Behandler.

Die kleine Eigenblutbehandlung

Für die kleine Eigenblutbehandlung wird mit einer Spritze 10 – 20 ml venöses Blut abgenommen, mit Ozon gemischt und in den Muskel zurück gespritzt. Diese Form der Ozonbehandlung wird vermehrt bei Allergien und Autoimmunkrankheiten eingesetzt. Da das Blut nicht zurück in die Vene gelangt, sondern in den Muskel gespritzt wird, ist ein weiterer Vorteil, dass kein Gerinnungshemmer (Natriumcitrat oder Heparin) eingesetzt werden muss.

Große Eigenblutbehandlung (GEB) oder große Blutwäsche

Bei der großen Blutwäsche werden je nach Gerät 80 – 100 ml oder 180 – 200 ml Blut aus der Vene entnommen, mit einem Ozon-Sauerstoffgemisch versetzt und dann dem Patienten wieder zurück infundiert. Zu Ihrer Sicherheit wird die Behandlung wird mit sterilem Einwegmaterial durchgeführt.

Der große Vorteil der GEB besteht darin, dass das Blut direkt ozonisiert und so zurück in den Blutkreislauf gegeben wird. Die Wirkung kann sich daher im gesamten Körper entfalten. Die GEB wird aufgrund der desinfizierenden Wirkung bei akuten und chronischen Infekten oder bei Hepatitis eingesetzt. Durch den erhöhten Sauerstoff wird der Körper revitalisiert. Die Therapie wird gerne bei Erschöpfungszuständen und Burnout eingesetzt. Die Hauptanwendung geht jedoch auf ihre durchblutungsfördernde Wirkung zurück. So ist die GEB bei allen Durchblutungsstörungen (Makula Degeneration, Schaufensterkrankheit, Diabetes, Erektionsstörungen, Tinnitus etc.) äußerst hilfreich.

Was ist die Neuraltherapie nach Huneke?

Bei der Neuraltherapie nach Huneke handelt es sich um eine klassische Reiztherapie. Es wird eine Spritze mit einem Lokalanästhetikum (Procain oder Lidocain) an eine bestimmte Stelle gespritzt. Der Sinn dahinter ist 1. eine lokale Reizung durch die Spritze und 2. eine vorübergehende Betäubung/Ausschaltung der zugehörigen Nerven. Dies ist vergleichbar mit dem Reset-Knopf am Computer.

Sie wird in verschiedenen Bereichen eingesetzt, dazu gehören die Störfeldtherapie (siehe Kapitel Störfeld Seite 103) und die Segmenttherapie.

Die Nerven, welche unseren Körper innervieren, treten am Rücken jeweils zwischen zwei Wirbelkörpern aus dem Rückenmark aus. Diese Nerven teilen sich in zwei Äste auf. Ein Ast versorgt ein Hautgebiet, der andere Ast versorgt die in dem Bereich liegenden Organe. Wird ein Ast gereizt, reagiert der andere Ast mit. Diesen Effekt macht man sich in der Segmenttherapie zu nutze. Jedes Organ hat ein zugeordnetes Hautsegment (sogenannte Headsche Zone). Man kann zum Beispiel die Leber indirekt über die Therapie des Lebersegmentes der Haut therapieren. Leider funktioniert es aber auch umgekehrt. Eine Störung des einen Astes, kann zu einer Störung des anderen führen. Daher kann eine Verletzung, Narbe oder Krankheit der Haut auch zu Störungen des zugehörigen Organs führen. Die Theorie der Neuraltherapie besagt, dass durch eine neuraltherapeutische Behandlung dieser Narbe, Verletzung oder Entzündung das entsprechende Organ wieder fehlerfrei arbeiten kann.

Reflexzonen- oder auch Segmenttherapie

Reflexzonen gibt es nicht nur auf der Haut am Rücken. Sie existieren auch an den Füßen, an den Händen oder am Ohr. Daher kann stellvertretend für eine direkte Organbehandlung auch über Füße oder Ohren gearbeitet werden. Dies geschieht an den Füßen meist mit Massagen (Fußreflexzonenmassage) und am Ohr meist mit Akupunktur (Ohrakupunktur).

Reflexzonen können sowohl für die Diagnose, wie auch für die Behandlung genutzt werden.

Was genau ist eine Nosodentherapie?

Nosoden sind homöopathisch verarbeitete Erreger oder Erregerbestandteile. Sie werden überall dort eingesetzt, wo als Ursache für die Immunschwäche eine bestimmte Krankheit oder Impfung vermutet wird. Nosoden können sowohl gespritzt, wie auch über Tropfen oder Globuli eingenommen werden. Durch die homöopathisch verdünnten und somit nicht aktiven Erreger, wird der Körper angeregt, sich besonders mit diesem Erreger auseinander zu setzen.

Eine Nosodentherapie ist eine Reiztherapie. Die Abwehr im Körper kommt in Gang, eventuell flackert die „alte" Krankheit noch mal auf und der Erreger wird aktiv bekämpft. Nosoden dürfen NIE ohne gleichzeitige Anregung der Entgiftungsorgane (Leber, Niere, Lymphe, evtl. auch Darm und Haut) genommen werden.

Wofür ist Thymustherapie?

Die Thymusdrüse ist Teil des lymphatischen Systems. Dort werden unreife T-Lymphozyten (eine Art von weißen Blutkörperchen) ausgebildet. Man nennt sie deshalb auch die Schule des Immunsystems. Die Lymphozyten werden im Knochenmark gebildet und wandern dann über das Blut zur Thymusdrüse. Dort werden sie fertig ausgebildet und können dann im Körper ihre Arbeit aufnehmen. Ohne Thymusdrüse gibt es kein funktionierendes Immunsystem.

Die Thymusdrüse wächst und arbeitet bis zur Pubertät. Danach wird sie zu funktionslosem Fettgewebe umgebaut. Zwischen dem 40. und 50. Lebensjahr ist dieser Prozess in der Regel abgeschlossen.

Die Thymusdrüse ist eine zentrale Stelle unseres Abwehrsystems. Mit Rückgang der Thymuszellen (und damit der Bildung neuartiger T-Lymphozyten) geht auch ein Stück unserer Adaptionsfähigkeit an neue Erreger verloren. Dies ist auch ein Grund dafür, warum Menschen mit steigendem Alter eine schlechtere Immunreaktion haben (Immunoseneszenz).

Thymuszellen und Thymuspeptide (Eiweiße) können medizinisch genutzt werden. Als Steckenpferd gilt hier das Thymosin Alpha 1, welches vor allem in der Krebstherapie zur Stärkung des Immunsystems erfolgreich eingesetzt wird.

Eine Spritzentherapie mit Thymuszellen wird in der Regel 1 - 2 Mal/Woche gemacht und erstreckt sich normalerweise über 2 - 3 Monate.

Wenn Ihr Körper nicht mehr richtig entgiftet

Eine der wichtigsten Aufgaben in unserem Körper erfüllen die Entgiftungsorgane. Ohne sie versinkt unser Körper buchstäblich im Dreck. Unsere Entgiftungsorgane sind Leber, Niere, Lymphe, Darm und die Haut. In geringem Umfang zählt auch die Lungenschleimhaut dazu.

Sowohl die Lebensweise wie auch die Konstitution, also die genetischen Voraussetzungen, haben einen Einfluss darauf, wie gut die einzelnen Entgiftungssysteme arbeiten. Fast jeder Mensch besitzt eine Schwachstelle an einem oder sogar zwei der Entgiftungsorgane.

Bei der naturheilkundlichen Behandlung einer Krankheit wird in der Regel das Entgiftungssystem zusätzlich unterstützt, welches konstitutionsbedingt bei der kranken Person geschwächt ist. Je nach Art der Krankheit kann es auch nötig sein, mehrere oder alle Entgiftungsorgane anzuregen.

Wird eine allgemeine Entgiftung zur Entlastung des Körpers gemacht, regt man in der Regel Leber, Niere und Lymphe an.

Die Anregung wird meistens über pflanzliche (Phytotherapie) oder homöopathische Mittel gemacht. Auch Tees, Sirups oder Bäder kommen in Frage.

Bei vielen chronischen Krankheiten findet man irgendwo eine Schwäche im Entgiftungssystem. Eine Anregung oder Reinigung (auch Detoxing genannt) gehört daher zu den meisten Behandlungen als Grundtherapie dazu.

Zur Unterstützung der Entgiftung: Heilfasten

Eine Fastenkur ist für den Körper auf lange Sicht entlastend und tut den meisten Menschen gut. Sind Sie gesund, können Sie eine Fastenkur auf eigene Faust durchführen. Hierbei sollten Sie beachten, dass davor die Vorbereitungs- und danach die Aufbautage eingehalten werden. Machen Sie keine Vorbereitungstage inklusive Darmreinigung, können Sie sich selber durch Essensreste im Darm vergiften. Die Aufbautage hingegen sind wichtig, um nach der Fastenzeit Ihren Darm wieder an die Arbeit zu gewöhnen und ihn nicht direkt wieder zu überfordern.

Ob Sie die Säfte und Suppen selber herstellen oder bereits ein fertiges Fastenset bestellen, obliegt ganz Ihnen. Auch gegen normale Arbeit in der Fastenzeit spricht nichts. Besorgen Sie sich ein Fastenschema und hören Sie auf Ihren Körper.

Sind Sie krank, sieht die Sache etwas anders aus. Fasten bringt dem Körper danach zwar eine Erleichterung, die Fastenzeit selber ist für ihn jedoch sehr anstrengend. Sind Sie während des Fastens krank, kann Fasten für Ihren Körper ein zu starker Reiz sein, und bereits vorhandene Beschwerden verstärken. Wenn Sie Pech haben, laufen Sie mit mehr Problemen davon, als Sie vor der Fastenzeit hatten.

Ob Fasten für Sie und Ihren Körper in Frage kommt, klären Sie deswegen am besten vorher mit Ihrem Behandler.

Gegenanzeigen für das Heilfasten sind zum Beispiel Diabetes, Hypoglykämie, Adipositas (starkes Übergewicht), Krebs, Psychose, Leberzirrhose und Hyperthyreose.

Die Lymphe, das wichtigste System der Abwehr

Die Abwehrzellen in unserem Körper werden über das Blut zum Gewebe gebracht. Haben sie dort ihre Arbeit getan, werden sie über die Lymphbahnen mit der restlichen Gewebsflüssigkeit, der Lymphe via die Lymphknoten wieder Richtung Stamm (Körpermitte) transportiert und münden dann wieder in die Blutgefäße. Sind die Lymphknoten geschwollen, deutet das auf ein aktuelles Abwehrgeschehen hin. Sind die Lymphknoten dauerhaft geschwollen, gelingt dem Körper die Ausheilung nicht. Sind bei Ihnen solche dauerhaft geschwollenen Lymphknoten vorhanden, muss nach der Ursache, nach dem sogenannten Herd oder der Entzündung gesucht und dann die Lymphe unterstützt werden. Neben der Herdsanierung geschieht dies mit verschiedenen Lymphmitteln, welche den Fluss anregen und den Abwehrzellen die Arbeit erleichtern. Weiter kommt eine Lymphdrainage in Frage. Bei dieser Technik wird die Lymphe mit leichten Bewegungen wieder Richtung Stamm geschoben und der Lymphfluss dadurch gefördert. Falls eine konkrete Krankheit zu einer dauerhaften Lymphschwellung geführt hat, können auch Nosoden eingesetzt werden.

Infusionen, Injektionen und Homöosiniatrie: Was ist das?

Neben der Einnahme von Medikamenten gibt es auch die Möglichkeit, Arzneien, Vitamine und so weiter zu spritzen oder als Infusion zu verabreichen. Beide Methoden haben Vor- und Nachteile. Orale Medikamente müssen häufig eingenommen werden, in der Regel mehrmals täglich über ein paar Wochen bis Monate. Hingegen steht mit einer Spritze oder gar Infusion sofort eine große Menge des Medikaments zur Verfügung. Der zweite Vorteil einer perenteralen (den Darm umgehenden) Gabe ist, dass Magen und Darm und deren Zustand überhaupt keine Rolle spielen. Auch Menschen mit Resorptionsstörungen, einem besonders empfindlichen Magen oder einer Fehlbesiedlung im Darm können so Medikamente problemlos aufnehmen.

Weiter kann man sich über die Spritzen wieder die Reflexzonen und Akupunkturpunkte zu Nutze machen. Man spritzt zum Beispiel ein Lebermedikament in die Leberzone oder in einen zur Leber gehörenden Akupunkturpunkt. Dies nennt sich in der Naturheilkunde Homöosiniatrie.

Zuletzt können Spritzen eine Wirkung direkt vor Ort erbringen, wie dies zum Beispiel bei der Herdentstörung in der Neuraltherapie notwendig ist. Eine Mandelspritze wirkt nun mal direkt an der Mandel, genauso wie eine Entstörung von Narbengewebe ohne eine Unterspritzung nicht möglich ist.

Spritzen und Infusionen sind die Soforthilfe, sozusagen der Stein, der die Heilung ins Rollen bringt. Tropfen und Tabletten unterstützen die Heilung langfristig bis zum Ende.

Am besten wirken Medikamente, wenn sich Spritzen, Infusionen und Einnahme gegenseitig ergänzen.

18 Schlusswort

Herzlichen Glückwunsch, Sie haben es geschafft! Wenn Sie bis hierhin gekommen sind, bedeutet dies, dass Sie jetzt alles wissen, was Sie brauchen, um gesund zu werden.

Selbstverständlich sind die von mir beschriebenen Ursachen, Diagnosen und Therapieformen nicht vollständig. Ich habe versucht, Ihnen die häufigsten und am weitesten verbreiteten Möglichkeiten zu nennen. Dabei gilt aber: Jeder Mensch ist einzigartig. Keiner reagiert exakt gleich auf eine Therapie wie ein Anderer. Genauso hat jeder Behandler seine eigenen Präferenzen für Diagnosen und Therapieformen und das ist auch gut so.

Verändern Sie Ihre Gewohnheiten zum Guten, wo es geht und holen Sie sich Hilfe, wo Sie nicht mehr weiterkommen. Lassen Sie sich von Ihrem Behandler erklären, warum etwas wie gemacht wird und scheuen Sie sich nicht, ganz viele Fragen zu stellen. Ein guter Behandler hat immer ein offenes Ohr für Sie und ist sich nicht zu schade, die noch so kleinste Frage ernsthaft zu beantworten.

Und noch ein kleiner Nachtrag: Was in allen Bereichen des Lebens vollkommen normal ist, wird leider in der Medizin oft sträflich vernachlässigt. Holen Sie sich eine zweite Meinung ein. Warum sollten Sie sich von zehn Leuten wegen Ihres nächsten Autokaufs beraten lassen, aber nur einer Person vertrauen, wenn es um Ihre Gesundheit geht? Das heißt: Falls Sie mit der Wahl Ihres Behandlers nicht zufrieden sind, gehen Sie zu jemand anderem.

In diesem Sinne wünsche ich Ihnen viel Erfolg und: Gute Gesundheit!

19 Über die Autorin

1981 in Zürich geboren und aufgewachsen, interessierte ich mich schon sehr früh für die Naturheilkunde. Der ganzheitliche Ansatz mit dem Fokus auf den Patienten und seine individuelle Situation hat mich überzeugt.

Mit 18 Jahren habe ich mich dazu entschieden, Heilpraktikerin zu werden.

Nach dem Abitur bin ich nach München gezogen, um eine der besten Schulen für Naturheilkunde, die Heilpraktiker-Schule Josef Angerer, Berufsfachschule für Naturheilweisen, besuchen zu können. Nach dem Abschluss der dreijährigen Ausbildung zur Heilpraktikerin in Theorie und Praxis an dieser renommierten Heilpraktikerschule, machte ich eine einjährige Fortbildung für klassische Homöopathie an der Heilpraktiker Akademie Bayern.

Im Mai 2006 habe ich meine Zulassungsprüfung zur Heilpraktikerin beim Gesundheitsamt München abgelegt.

Vor meiner Selbstständigkeit als Heilpraktikerin assistierte ich drei Jahre in der renommierten Praxis für Naturheilkunde in München.

Des Weiteren bin ich Mitglied im Heilpraktikerverband Bayern e.V.

20 Impressum

Anschrift des Verfassers:

Naturheilpraxis Margot Eisele
Weißenburger Str. 40
81667 München
Deutschland
www.naturheilpraxis-margot-eisele.de
info@naturheilpraxis-margot-eisele.de

1. Auflage Oktober 2015

ISBN-13: 978-1518618185
ISBN-10: 1518618189

Um den Textfluss nicht zu stören, wurde bei Berufsbezeichnungen die maskuline Form gewählt. Selbstverständlich sind jedoch immer Frauen und Männer gemeint.

Lektorat: Katharina Rajewski
Cover erstellt von: Manuel Keller
Titelmotiv: © iStock.com/kariiika

18056408R00100

Printed in Poland
by Amazon Fulfillment
Poland Sp. z o.o., Wrocław